KB159145

東醫寶鑑

쉽게 풀어쓴
동의보감
상권

곡식류 · 과실류 · 채소류

국립농업과학원 지음

21세기사

쉽게 풀어쓴

동의보감

Korean Traditional Medicinal Foods
from Donguibogam 2022

01 곡식류

Grain

발간사

「동의보감(東醫寶鑑)」은 생활 속의 소재들이 질병의 예방이나 치료에 도움이 된다는 '약식동원(藥食同源)'에 기반한 의학도서로, 우리나라에서 생산되는 거의 모든 생물자원을 다루고 있습니다. 그러나 동의보감은 전문적인 용어들을 사용해 한의사나 동양의학을 이해해야만 읽을 수 있는 어려운 책으로 인식되어 왔습니다.

이에 농촌진흥청 국립농업과학원은 동의보감에서 식품으로 사용 가능한 재료를 골라 효능과 가공 방법을 알기 쉬운 용어로 풀이한 「식품보감(食品寶鑑)」을 발간하게 되었습니다.

「식품보감」은 식품 궁합과 그 유래를 포함하고 내용들을 현대적으로 해석하여 일반인도 이해하기 쉽도록 구성하였습니다. 또한, 식품의 주요 기능성 성분과 섭취 방법을 제시하여 일상에서뿐 아니라 농산업체나 연구자들도 다양한 각도로 접근해 활용할 수 있도록 했습니다.

책자에는 현재 우리가 섭취할 수 있는 식품만을 다뤄 「동의보감」 속의 모든 동·식물을 담지는 못하였으나, 앞으로 식의약 전반에 사용할 수 있는 소재로 확대해 내용을 계속 수정 보완해 나갈 계획입니다.

이번 「식품보감」 발간으로 농식품자원의 가치를 재발견하고, 전통의학을 좀 더 쉽게 이해하여 농업과 실생활에 널리 활용할 수 있길 바랍니다.

아무쪼록 이 책자가 농업인, 연구 및 지도기관 등 관계자뿐 아니라 국민에게 유용하게 활용되기를 기대합니다.

2022년 7월
국립농업과학원장 김 상 남

식품보감 해설

I. 식품보감 개요

「식품보감(食品寶鑑)」은 동의보감 속 식재료 428종을 정리한 책으로서 총 6권으로 구성되어 있다. 식품보감의 기본 토대는 동의보감에 수록된 식재료를 알기 쉬운 용어로 해석하여 일반 국민, 농업인, 농산업체 및 연구자들에게 도움을 주고자 하였다.

1. 수집방법

「식품보감」은 「동의보감」탕액편 1 ~ 3에 수록된 원료 중에서 식품원료(https://impfood. mfds.go.kr)로 사용 가능한 것만 수집하였다.

2. 자료정리

모든 자료는 표1과 같이 분류하고 정리하였는데, 소재명은 표준 소재명과 함께 이명 및 옛 한글이름을 기재하였다. 수집된 기초자료를 원료 기준 6종으로 분류하고, 효능, 성질, 가공, 섭취, 궁합, 유래에 대해서 알기 쉬운 용어로 소개하였다.

[**표. 1**] 식품보감 조사자료 양식

소재명		출처·원료		기초자료		자료 분석						
재료명 1	재료명 2	출처	원료	원문	해석	분류	효능	성질	가공	섭취	궁합	유래
표준 소재명	이명 옛 한글 이름	동의 보감 속 출처	식품	탕액편 1~3	알기 쉬운 용어	곡식류 등 6종	한의학적 효능, 현대적 설명, 주요 성분	한의학적 성질	가공 방법	효능별 섭취 방법, 주의 사항	보완, 상충 여부	유래, 특징

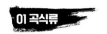

3. 자료출처

동의보감은 목차 2권, 의학 내용 23권의 총 25권으로 이루어져 있으며, 그 중 탕액편 1 ~ 3(21 ~ 24권)에서 구체적인 약으로 사용할 수 있는 재료의 가공·섭취방법 등 이론과 구체적인 치료방법 등이 수록되어 있다. 동의보감은 중국과 우리나라 역대의서 총 86종을 인용하고, 그 중 [본초(本草)] 서적을 바탕으로 선택적 인용을 통해 재편집되었는데, 주로 비용본초경사증류(備用本草經史證類)가 가장 많이 인용되었다. 이번에 발간한 「식품보감」은 동의보감 [본초]을 기본으로 하였고, 이외의 책자에서 인용된 경우 별도로 표시하였다(예 : 동의보감[입문(入門)]).

[표. 2] 동의보감 속 주요 인용문헌 표시

인용서명	출처약칭	인용표시
비용본초경사증류 (備用本草經史證類)	본초(本草)	동의보감 [본초]
의학입문(醫學入門)	입문(入門)	동의보감 [입문]
단계심법(丹溪心法)	단심(丹心)	동의보감 [단심]
득효방(得效方)	득효(得效)	동의보감 [득효]
의학정전(醫學正傳)	정전(正傳)	동의보감 [정전]
동원십서(東垣十書)	동원(東垣)	동의보감 [동원]
만병회춘(萬病回春)	회춘(回春)	동의보감 [회춘]
직지방(直指方)	직지(直指)	동의보감 [직지]
의방유취(醫方類聚)	유취(類聚)	동의보감 [유취]
속방(俗方)	속방(俗方)	동의보감 [속방]
의학강목(醫學綱目)	강목(綱目)	동의보감 [강목]
경험양방(經驗良方)	경험(經驗)	동의보감 [경험]
천금방(千金方)	천금(千金)	동의보감 [천금]

II. 식품보감의 분류 및 특징

1. 분류방법

「동의보감」탕액편 1 ~ 3에 수록된 방법을 기준으로 1권 곡식류, 2권 과실류, 3권 채소류, 4권 약초류, 5권 나무류로 분류하였고, 6권은 가공류로서 식품을 이용하여 가공된 소재만 엄선하여 수록하였다.

2. 한의학적 효능

한의학적 효능은 약리적 효과와 가장 관련 깊은 기능과 연계하여 표시하였으며, 한의학적 용어를 현대 질환에 맞게 표시하여 좀 더 이해하기 쉽게 서술하였다.

(예) 곽란(霍亂) → 토하고 설사한 급성 위장염(곽란, 霍亂)
이질(痢疾) → 설사 등 세균성 장염(이질, 痢疾)

3. 한의학적 성질

한의학적 성질로는 차갑거나 시원하며, 뜨겁거나 따뜻한 네 가지가 있다. 이외의 평이한 성질은 차갑거나 뜨겁지 않아 일반적으로 치우침 없이 다양하게 활용될 수 있다. 또한, 다섯 가지의 단맛, 쓴맛, 매운맛, 짠맛, 신맛과 독성에 대한 정보를 수록하였다.

4. 가공방법

재료의 채집과 간단한 물리적 손질뿐 아니라 각 재료별로 구체적인 가공방법과 활용법에 대해 제시하였다. 특히 한의학에서 쓰는 가공법(법제)은 독성 완화나 약효 증진을 위해 사용되었다.

5. 섭취방법

한의학적 효능에 맞춰 증상 혹은 질환별로 구체적인 섭취 예시를 제시하였다. 동의보감에 기재된 내용을 기반으로 서술했고, 식품으로 사용하지 못하는 재료는 안전성을 고려하여 대용품으로 작성하였다. 각 재료의 용량은 현대의 도량형에 맞춰 작성하였다.

(예) 1돈(3g), 1냥(30g), 1되(1.8L)

6. 궁합이 맞는 혹은 맞지 않는 재료

재료별로 궁합이 맞거나 맞지 않는 식재료를 표시하여, 음식이나 식품 가공 시에 참고할 수 있도록 하였다.

7. 유래 및 특징

재료의 유래, 모양, 주산지, 파종방법, 약효, 이명 등의 전반적인 특징은 주로「속방」에 기재된 내용으로, 우리나라에서 생산되고 있는 식물의 다양한 특성을 보여준다.

8. 주요성분

각 재료의 주요성분은 기능 및 영양성분을 의미하며, 농식품올바로, 한국전통지식포탈, 한의학융합연구정보센터, 바이두백과(百度百科), 의학백과(醫學百科) 사이트를 참고하였다.

III. 기타사항

[표. 3] 주요 인용 사이트

인용서명	출처약칭	인용표시
한의학 고전 DB	https://mediclassics.kr	동의보감 탕액편 1 ~ 3 원문 및 해설
식품원료목록	https://impfood.mfds.go.kr	원료 여부, 학명
한국전통지식포탈	www.koreantk.com	주요성분, 이명, 학명
농식품올바로	https://koreanfood.rda.go.kr	주요성분
한의학융합연구정보센터	www.kmcric.com	주요성분
바이두백과(중국)	https://baike.baidu.com	주요성분
의학백과(중국)	www.a-hospital.com	주요성분
농촌진흥청	www.rda.go.kr	원료 사진
셔터스톡	www.shutterstock.com	원료 사진
한국학중앙연구원 디지털 장서각	https://jsg.aks.ac.kr	동의보감 원본 사진

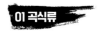

* **유의사항**

식품보감은 우리가 섭취할 수 있는 소재 중심으로, 일상생활에서 적용 또는 활용할 수 있도록
구성하였다. 그러나, 과학적 근거나 입증이 미흡한 부분이 있을 수 있으므로 참고용으로
활용하고, 실제 사용 시에는 의사, 한의사 및 영양사와 상담할 것을 추천한다.

Contents

검정 참깨 거믄춤깨

Sesamum indicum L.

거승(巨勝), 방경(方莖), 흑지마(黑脂麻), 호마(胡麻)

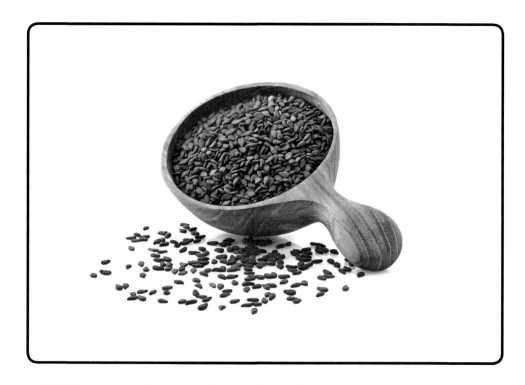

주요성분 : Aurantiamide acetate, Sesamin, Sesamol

🍃 한의학적 효능

- (뇌 건강) 뇌와 척수의 기능을 향상시킨다.
- (뼈 건강) 근육과 뼈를 튼튼하게 만든다.
- (혈행개선) 온몸에 영양이 골고루 미치도록 한다.
- (신장 건강) 신장의 기(氣)를 북돋아 준다. 동의보감 [외감]
- (항노화) 오래 살고 젊어 보이게 한다. 동의보감 [외감]
- (면역증진) 환자가 기력이 모자라 말을 잇지 못할 때 사용한다. 동의보감 [서례]

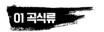

🌿 한의학적 성질

- 성질이 차갑거나 뜨겁지 않고 평이하며, 맛은 달고 독이 없다.

🌿 가공 방법

- 복용할 때는 구증구포 (9번 찌고 말려 법제한 것) 한 후에 물에 끓이거나 찧어서 먹는다.
- 끓인 물에 일어서 뜨는 것을 버리고 술에 쪄서 반나절 볕에 말린 후, 거친 껍질을 찧어 버리고 약간 볶아서 쓴다. 동의보감 [입문]

🌿 섭취 방법

- (뇌 건강) 뇌와 척수의 기능을 향상 시키려면 술로 반나절 동안 쪄서 볕에 말리고 가루 내어 분말이나 환으로 만들어 먹는다.
- (혈행개선) 장기의 기능을 원활하게 해주려면 밥을 지어 먹거나 가루 내어 자주 먹는 것이 가장 좋다.
- (신장 건강) 허리 통증에는 볶아서 가루 내어 술로 마시거나, 꿀물이나 생강 끓인 물로 3돈(9g)씩 타서 하루에 3번씩 먹으면 완전히 낫는다.
- (항노화) 살찌고 튼튼하게 하려면 쪄서 볕에 말려 오래 먹으면 좋다.
- (면역증진) 검은 참깨 · 대두 · 대추를 모두 구증구포하여 둥글게 만들어 먹으면 수명이 늘어나고 곡식을 끊을 수 있다. 또한 검은 참깨를 구증구포하고 고소한 냄새가 나도록 볶고 찧어서 가루 낸 후 꿀로 반죽해서 탄자대(옛날 탄알 크기만한 것으로 오동나무 씨 10알 정도 크기, 약 15~20g)로 환을 만들어 먹는다.

🌿 궁합이 맞는 재료

- 복령(茯苓), 대두(大豆), 대추(大棗), 생강(生薑)

🌿 유래·특징

- 오랑캐[胡]인 중국에서 나고 모양이 대마[麻]와 비슷해서 호마(胡麻)라 부른다. 또, 8가지 곡식(八穀) 중에서 가장 뛰어나기에 거승(巨勝)이라고 한다. 동의보감 [본초] 동의보감 [입문]
- 검은 것은 신장(腎)에 좋다. 동의보감 [의감]

* 문헌은 기본적으로 동의보감 (본초)에서 인용하였고, 이외의 문헌만 별도로 표시

흰 참깨  *Sesamum indicum L.*
지마(脂麻), 백유마(白油麻)

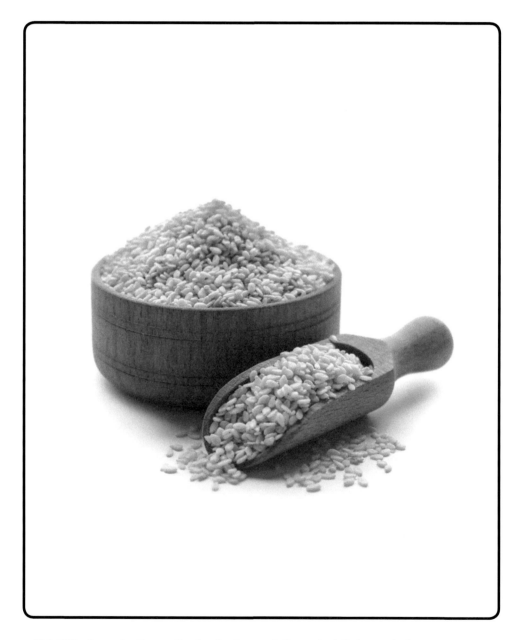

주요성분 : Sesamin, Sesamolin, Samin, Sesamol, Sesaminol, Episesaminol

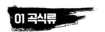

🍂 **한의학적 효능**
- (소화기계 건강) 장과 위의 기능을 원활하게 한다.
- (혈행개선) 몸의 혈액을 잘 흐르게 한다.
- (피부 건강) 피부를 윤택하게 만든다. 동의보감 [의감]
- (호흡기 건강) 폐의 기(氣)를 복돋아 준다. 동의보감 [의감]

🍂 **한의학적 성질**
- 성질이 아주 차고 독이 없다.
- 생것은 성질이 차고, 볶은 것은 따뜻하다.

🍂 **유래·특징**
- 백유마와 호마는 같은 것이다. 다만 색깔로 구분한 것 뿐이다. 요즘 사람들은 지마(脂麻)라고만 부른다.
- 흰 것은 폐(肺)에 좋다. 동의보감 [의감]

* 문헌은 기본적으로 동의보감 (본초)에서 인용하였고, 이외의 문헌만 별도로 표시

삼 씨 삼씨, 열씨

Cannabis sativa L.
마자인(麻子仁), 대마자(大麻子), 대마인(大麻仁), 대마씨

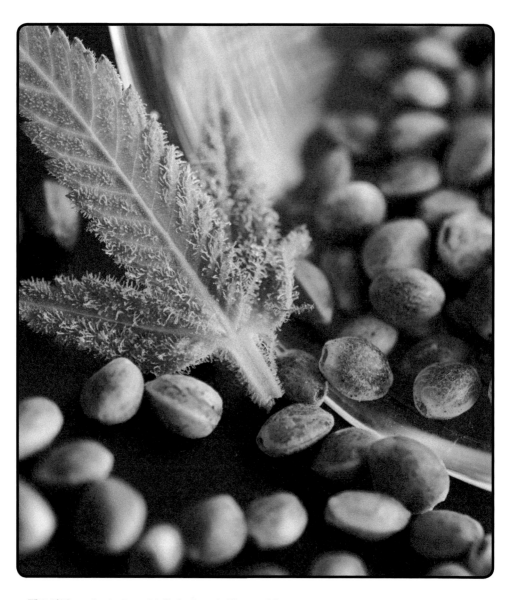

주요성분 : ɣ-linolenic acid, Polyphenol, Flavonoids

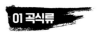

한의학적 효능
- (면역증진) 몸이 쇠진하여 허약한 증상(虛勞)일 때 기력 회복에 도움이 되고, 온몸에 영양이 골고루 미치도록 한다.
- (항염증) 외부 감염을 없앤다.
- (해열) 대장의 열로 인한 변비를 치료한다.
- (이뇨개선) 열로 인해 소변을 자주 보면서 시원하게 안 나오는 임질을 치료한다.
- (항당뇨) 당뇨병을 치료한다.

한의학적 성질
- 성질이 차고 맛은 달며, 독이 없다.

가공 방법
- 삼씨는 껍질 까기가 매우 어렵다. 물에 2~4일 담가서 껍질이 터지면 볕에 말린 후, 새 기왓장 위에서 주물러 씨앗을 모아서 쓴다. 혹은 비단에 싸서 끓인 물에 담갔다가 식으면 꺼내어 우물 속에 물이 닿지 않을 정도로 하룻밤을 드리워 놓는다. 다음 날 낮에 꺼내어 볕에 말린 후, 기왓장 위에서 주물러 껍질을 없애고 까불리면 씨앗을 알알이 얻을 수 있다.

섭취 방법
- (면역증진) 갈아서 낸 즙으로 죽을 쑤어 먹는다. 들깨와 함께 낸 즙으로 죽을 쑤어 먹기도 하며, 이것을 소마죽이라고 한다.
- (해열) 위와 장에 뭉친 열이 있을 때 찧어서 즙을 낸 후에 달여 죽을 쑤어 먹는다.
- (항당뇨) 당뇨병에는 삼씨 1되(800g)를 찧은 뒤 물 3되(5.4L)를 넣고 달이며, 데우거나 차게하여 먹는다.
- (주의사항) 몸의 정기(精氣)가 흘러나가고 양기(陽氣)가 위축되니 많이 먹으면 안 된다.

궁합이 맞는 재료
- 들깨(荏子)

유래·특징
- 이른 봄에 파종한 것은 춘마자(春麻子)라고 하며, 늦봄에 파종한 것은 추마자(秋麻子)라고 하는데, 약으로 쓰면 좋다.

* 문헌은 기본적으로 동의보감 (본초)에서 인용된 것임

흰 콩 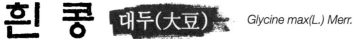 대두(大豆) *Glycine max(L.) Merr.*

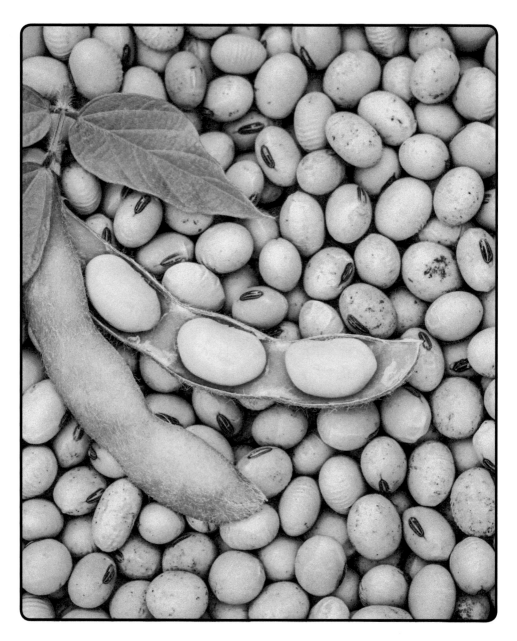

주요성분 : Isoflavones, Oligosaccharides, Saponins, Anthocyanins, Tocophenols, Phenolic
acids

🌾 **한의학적 효능**
- (소화기계 건강) 속을 편안하게 하고 소화기관(위와 장)을 따뜻하게 한다. 오장의 기운을 보충하고 소화기관에 도움이 된다.
- (혈행개선) 몸 전체의 혈액 소통에 도움을 준다.
- (해열) 위(胃)의 열에 의한 답답한 증상을 없앤다.

🌾 **한의학적 성질**
- 성질이 차거나 뜨겁지 않고 평이하며, 맛은 달고 짜며, 독이 없다.

🌾 **섭취 방법**
- (주의사항) 오래 먹으면 몸에 습(濕)이 생겨 무거워진다.

🌾 **유래·특징**
- 콩은 검은 것과 흰 것 두 가지가 있다. 검은 것은 약에 넣지만 흰 것은 약으로 쓰지 않고 식용으로 쓴다.

*문헌은 기본적으로 동의보감 (본초)에서 인용된 것임

쥐눈이콩 효근거믄콩

Glycine max(L.)Merr.

여두(黎豆), 작은 검정콩

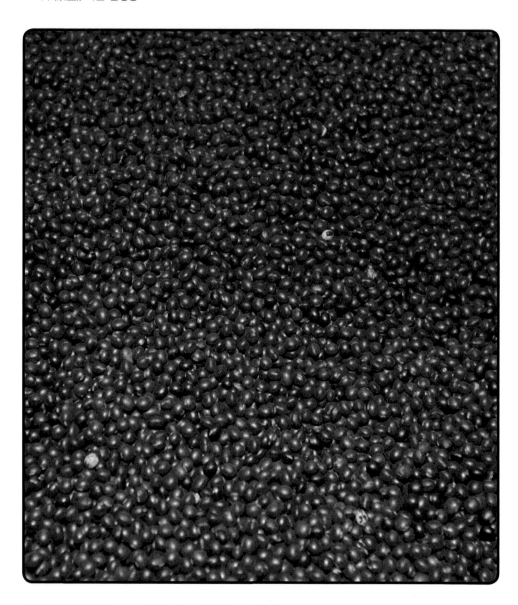

주요성분 : Isoflavones, Polyphenols, Flavonoids

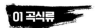

🐟 **한의학적 효능**
• (소화기계 건강) 속을 편안하게 한다.
• (장 건강) 기(氣)를 소통시켜 변비를 치료한다.
• (해독) 광물성 약재의 독을 해독한다.
• (신경보호) 중풍을 치료한다.
• (신장 건강) 신장(腎)에 해당하는 곡식으로 신장 질환(腎病)을
  치료한다. 동의보감 [입문]

🐟 **한의학적 성질**
• 성질이 따뜻하고 맛은 달며, 독이 없다.

🐟 **가공 방법**
• 볶아먹으면 성질이 뜨거워진다.

🐟 **섭취 방법**
• (해독) 즙을 삶으면 성질이 아주 차지기 때문에 답답함과 열을 제거하며,
  또한 모든 약재의 독을 해독한다.
• (신경보호) 술에 넣어 먹으면 중풍을 주로 치료한다.
• (주의사항) 두부를 만들면 성질이 차게 되고 콩 발효물(두시)로 만들면
  아주 차게 된다. 속이 차가와 져서 배꼽 주위에서 맥이 뛰는 느낌이
  들기도 한다.

🐟 **유래·특징**
• 밭과 들에서 자라는데 작고 검다.
• 색이 검고 단단하며, 작은 것이 수콩인데, 약에 넣으면 좋다.
• 주로 이끌어 주는 역할(사약, 使藥)로 쓴다.

* 문헌은 기본적으로 동의보감 (본초)에서 인용하였고, 이외의 문헌만 별도로 표시

검정 콩 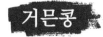 *Glycine max(L.)Merr.*
오두(烏豆), 흑두(黑豆)

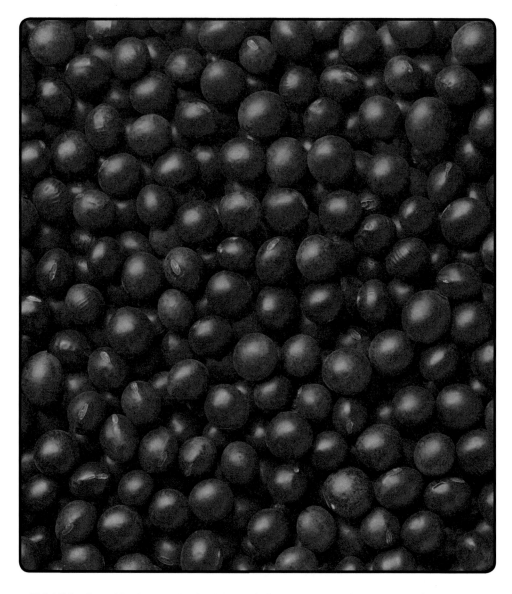

주요성분 : Catechin, Astragalin, Caffeic acid, Chlorogenic acid, Delphinidin 3-glucoside, Ferulic acid, Gallic acid, Isoquercitrin, Petunidin 3-glucoside, Sinapic acid, Kaempferol, leucine

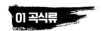

한의학적 효능
- (신장 건강, 면역증진) 신장의 기(氣)를 보강할 수 있다.
- (장 건강) 장의 누수, 복통, 배에 가스가 찰 때 치료한다.
- (신경보호) 중풍으로 말을 하지 못하고, 구안와사와 반신불수가 있는 경우를 치료한다.
- (심장 건강) 기가 심장으로 치어 오르는 증상을 치료한다.
- (근력강화) 머리와 목덜미가 뻣뻣해져 돌아볼 수 없는 것을 치료한다.
- (여성 건강) 산모 우울증과 태반이 나오지 않을 때 치료한다.
- (이뇨개선) 몸이 붓는 증상을 치료한다.
- (해열) 모든 열과 가슴이 답답하고 갈증이 나는 것, 대소변이 잘 나오지 않는 것을 없앤다. 동의보감 [입문]

한의학적 성질
- 성질이 따뜻하고 맛은 달며, 독이 없다.

섭취 방법
- (신장 건강) 신장의 기를 보강할 수 있다. 소금물에 넣어 달이고 자주 먹는 것이 좋다.
- (장 건강) 장의 누수와 복통이 있을 때는 달인 물을 마시거나 볶아서 술에 담가 마신다.
- (심장 건강) 기가 심장으로 치어 오를 때는 콩을 진하게 달인 물을 마신다. 감초와 함께 달여 먹으면 더욱 좋다.
- (근력강화) 머리와 목덜미가 뻣뻣해져 돌아볼 수 없을 때는 콩을 푹 쪄서 자루에 넣고 베개로 벤다.
- (여성 건강) 산모가 우울하거나 태반이 나오지 않을 때는 검정 콩 3되(5.4L)를 식초에 진하게 달여 먹는다.
- (이뇨개선) 몸이 부을 때는 검정콩 1되(800g)에 물 5되(9L)를 넣고 3되(2.4kg)가 될 때까지 달인 뒤 찌꺼기는 걸러낸 후, 술 5되(9L)를 넣고 3되(5.4L)가 될 때까지 달인 뒤 찌꺼기는 걸러내어 3번에 나누어 먹는다. 낫지 않으면 다시 만들어 먹는다.
- (해열) 가슴이 답답하고 갈증과 대소변이 잘 나오지 않을 때는 검정콩 2홉(160g)과 감초 2돈(6g), 생강 7조각을 물에 달여 먹는다. 동의보감 [입문]

궁합이 맞는 재료
- 감초(甘草), 생강(生薑)

* 문헌은 기본적으로 동의보감 (본초)에서 인용하였고, 이외의 문헌만 별도로 표시

콩나물 콩기름

Glycine Semen Germinatum

대두황권(大豆黃卷), 콩 길금

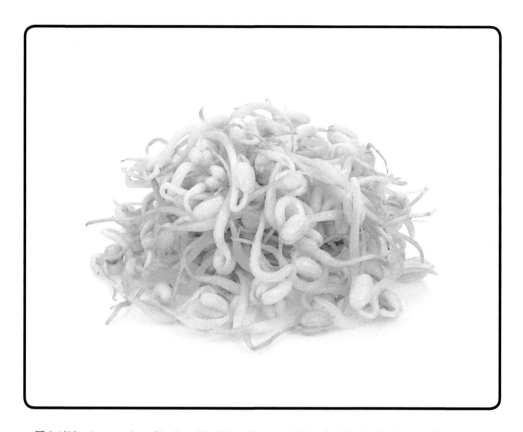

주요성분 : Asparagine, Choline, Xanthine, Hypoxanthine, Daidzein, Genistein, Glycitein

한의학적 효능
- (통증개선) 근육경련 및 무릎 통증을 치료한다.
- (위 건강) 오장과 위장(胃) 속에 뭉친 것을 없앤다.
- (혈행개선) 콩나물 순의 길이가 5푼(1.5cm)인 것은 산모의 뭉친 피(어혈, 瘀血)를 없앤다.
- (관절 건강) 오래된 관절염을 치료한다.

한의학적 성질
- 성질이 차갑거나 뜨겁지 않고 평이하며, 맛은 달고 독이 없다.

가공 방법
- 싹이 났을 때 볕에 말리며 약으로 쓸 때는 약간 볶는다.

섭취 방법
- (위 건강) 위의 기(胃氣)가 뭉쳤을 때는 달여 먹거나 가루 내어 2돈(6g)씩 물에 타서 먹는다.

유래·특징
- 생콩으로 기른 콩나물 순이며, 물에 담가 싹이 난 것이다.

* 문헌은 기본적으로 동의보감 (본초)에서 인용된 것임

팥 블근풋

Phaseolus angularis (Willd.) W.F. Wight
적소두(赤小豆)

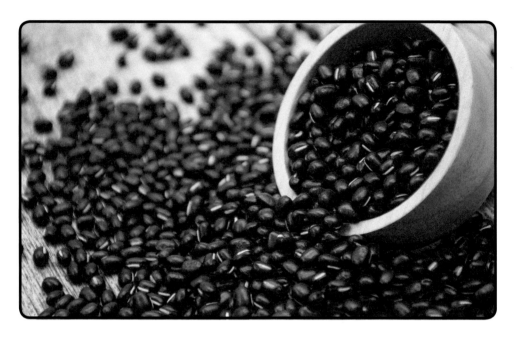

주요성분 : Dietary fiber, Riboflavin, Folic acid, Selenium, Pantothenic acid

🍃 한의학적 효능

- (이뇨개선) 소변을 잘 나오게 하고 붓기를 없앤다.
- (심장 건강) 심장의 기(氣)를 소통 시켜준다.
- (항염증) 종기의 피고름이 나오도록 도움을 주고 붓기를 가라앉힌다.
- (항당뇨) 당뇨병을 치료한다.
- (장 건강) 설사를 멎게 한다.
- (항비만) 사람을 마르게 한다.
- (여성 건강) 젖을 나오게 한다.
- (신장 건강) 붓기를 없앤다.
- (해독) 밀가루의 독성을 완화시킨다. 동의보감 [탕액]

🍃 한의학적 성질

- 성질이 약간 차며, 맛은 달고 시며, 독이 없다.

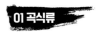

🍃 가공 방법

• 팥을 찧어 가루 내어 먹는다.

🍃 섭취 방법

• (이뇨개선) 다리에 힘이 없고 뻣뻣한 각기병으로 심하게 다리가 부었을
  때는 잉어와 함께 삶아 먹으면 좋다.

• (심장 건강) 심장이 답답하거나 아플 때는 죽을 쑤어서 먹기도 하고, 달인
  물을 마시기도 한다.

• (장 건강) 피와 고름이 섞인 세균성 장염(적백리, 赤白痢)에는 죽을 쑤어
  먹는다.

• (항염증) 전염병이 유행일 때는 팥을 새로 짠 베 자루에 담아 정월 초하루
  새벽에 우물 속에 놓아두었다가 3일 후에 꺼내어 온 집안 사람들이 먹는다.
  남자는 10알씩, 여자는 20알씩 먹으면 효과가 좋다.

• (항염증) 열로 인한 종기, 소아 화농성 피부염(단독, 丹毒), 볼거리, 뾰루지가
  생겼을 때는 가루 내어 계란 흰자에 개어 바르면 낫는다.

• (신장 건강) 몸이 부었을 때는 상백피(桑白皮)와 함께 달여 먹는다. 또는,
  팥 5홉(450g), 마늘 1개, 생강 3돈(9g)을 함께 갈아 같이 달인다. 팥이
  흐물흐물해지면 마늘·생강을 빼내고, 빈속에 팥만 꼭꼭 씹어 먹은 후
  천천히 국물을 다 먹는다. 부은 것이 빠지면 그만 먹는다.

• (여성 건강) 젖멍울(투유, 妬乳), 유선염(유옹, 乳癰)일 때는 짓찧어 술에
  타서 찌꺼기를 걸러내고 데워 먹는다. 찌꺼기는 아픈 곳에 붙이면 효과가
  좋다. 동의보감 [특효]

• (해독) 팥은 찬 중에서도 따뜻한 성질이 있으며, 밀가루의 독성을 해독한다.
  동의보감 [탕액]

• (항염증) 감기나 차가운 것을 마셨거나 먹는 것을 보기만 하여도
  헛구역질이 날 때는 팥 가루 2돈(6g)을 신 좁쌀죽 윗물에 타서 먹고, 토하게
  하면 좋아진다. 동의보감 [자화]

🍃 궁합이 맞는 재료

• 마늘(大蒜), 생강(生薑), 상백피(桑白皮)

🍃 유래·특징

• 일찍 파종한 붉은 것을 약으로 쓰며, 늦게 파종한 것은 약효가 떨어진다.

＊ 문헌은 기본적으로 동의보감 (본초)에서 인용하였고, 이외의 문헌만 별도로 표시

팥 잎 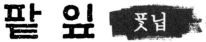 풋넙

Phaseolus angularis (Willd.) W.F. Wight
곽(藿), 적소두엽(赤小豆葉)

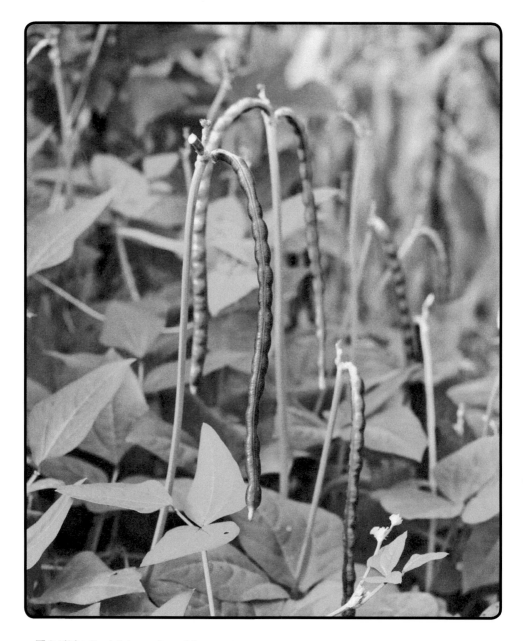

주요성분 : Genistein, α-glucosidase

한의학적 효능
....
• (이뇨개선) 소변이 잦은 것을 멎게 한다.
• (해열) 가슴이 답답한 것과 열을 없앤다.
• (눈 건강) 눈을 밝게 한다.

한의학적 성질
....
• 성질이 약간 차고 맛은 달고 시며, 독이 없다.

섭취 방법
....
• 나물로 먹을 수 있다. 동의보감 [입문]

유래·특징
....
• 콩의 잎 또는 어린 잎도 곽(藿)이라고 한다.

* 문헌은 기본적으로 동의보감 (본초)에서 인용하였고, 이외의 문헌만 별도로 표시

Setar italica L. Beauv

소미(小米), 경속(硬粟), 속미(粟米), 좁쌀

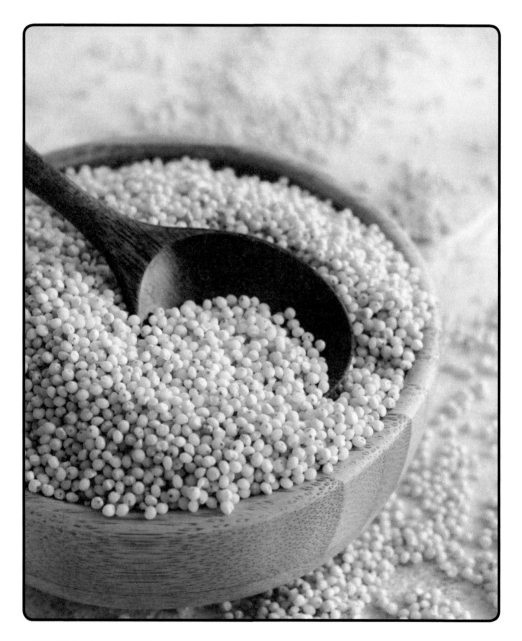

주요성분 : Polyphenol, Phytic acid, γ-oryzanol, Setariol

한의학적 효능
- (면역증진 · 신장 건강) 신장의 기(氣)를 보강한다.
- (해열) 속의 열을 제거한다.
- (이뇨개선) 소변을 잘 나오게 한다.
- (소화기계 건강) 소화에 도움이 된다.

한의학적 성질
- 성질이 약간 차고 맛은 시며, 독이 없다.

섭취 방법
- (소화기계 건강) 소화에 도움이 되려면 죽을 쑤어 자주 먹는 것이 좋다.

유래·특징
- 메기장(黍) · 찰기장(稷) · 벼(稻) · 조(粱) · 벼(禾) · 참깨(麻) · 콩(菽) · 보리(麥)가 팔곡(八穀)이다. 동의보감 [입문]
- '속(粟)'은 '서(西)'자와 '미(米)'자를 합한 것으로 좁쌀의 형태를 본뜬 것이다. 즉, 오늘날의 좁쌀[小米]이다. 오곡 중에 가장 단단하여 단단한 곡식[경속, 硬粟]이라고도 한다. 동의보감 [입문]

* 문헌은 기본적으로 동의보감 (본초)에서 인용하였고, 이외의 문헌만 별도로 표시

묵은 조 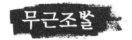 *Setar italica L. Beauv*
진속미(陳粟米), 3~5년 묵은 좁쌀

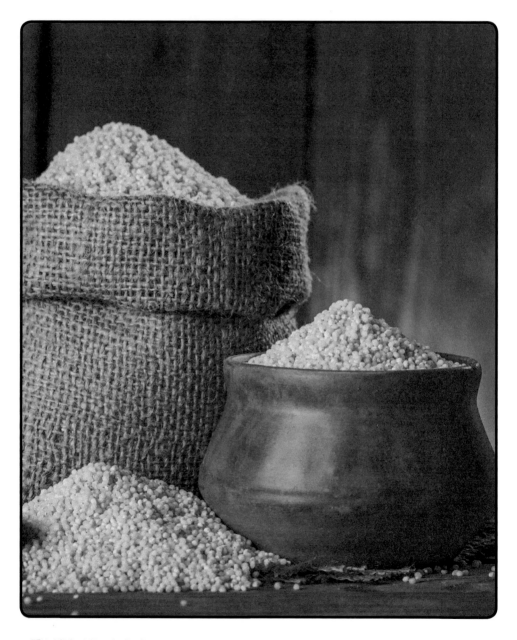

주요성분 : Vitamin B, Setariol

🌿 **한의학적 효능**
- (위 건강) 위에 열(胃熱)이 있을 때 주로 쓴다.
- (항당뇨) 당뇨병을 치료한다.
- (이뇨개선) 소변을 잘 나오게 한다.
- (장 건강) 설사 등 세균성 장염인 이질(痢疾)을 멎게 한다.

🌿 **한의학적 성질**
- 맛이 쓰다.

🌿 **섭취 방법**
- 죽을 쑤어 자주 먹는 것이 좋다.

🌿 **유래·특징**
- 묵었다[陳]고 한 것은 3~5년 정도 묵은 것을 말한다.

＊문헌은 기본적으로 동의보감 (본초)에서 인용된 것임

푸른 조

Setar italica L. Beauv
청량미(靑粱米), 생동쌀(청색 좁쌀)

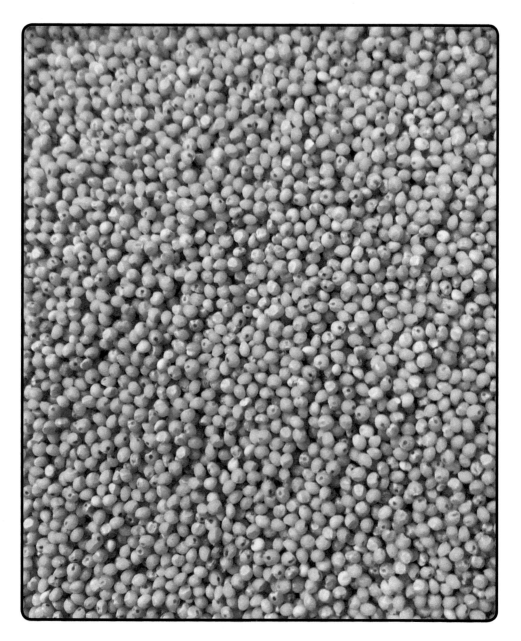

주요성분 : Polyphenol, Phytic acid, γ-oryzanol, Setariol

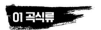

한의학적 효능

- (항당뇨) 당뇨병에 주로 쓴다.
- (이뇨개선) 소변을 잘 나오게 한다.
- (장 건강) 설사와 세균성 장염(이질, 痢疾)을 멎게 한다.
- (항노화) 몸을 가볍게 하고 오래 살게 한다.
- (위 건강) 위(胃)가 더부룩하고 답답한 증상에 주로 쓴다.
- (소화기계 건강) 열이 나고 답답해 하며, 숨이 차고 머리가 아프고 갈증이 나는 증상(열증, 熱中)에 주로 쓴다.

한의학적 성질

- 성질이 약간 차고 맛은 달며, 독이 없다.

가공 방법

- 생동쌀(푸른 조)을 식초에 버무려 100번 찌고 100번 볕에 말려서 건량(말린 밥)을 만들어 먹으면 곡식 대신으로 먹을 수 있다.

섭취 방법

- (항당뇨, 소화기계 건강) 열이 나고 답답해 하며, 숨이 차고 머리가 아프고 갈증이 나는 증상(熱中)과 당뇨병에는 달인 물을 마시거나 죽을 쑤어 먹거나 밥을 지어 먹으며 자주 먹을수록 좋다.
- (위 건강) 위(胃)가 더부룩하고 답답할 때는 미음으로 만들어 마시는 것이 좋다.

유래·특징

- 푸른 조는 벼이삭에 털이 있고 낟알은 푸르며, 쌀알 역시 푸르다. 누런 조와 흰 조보다 가늘다. 여름철에 먹으면 매우 시원하다.
- 양미(梁米)에는 청량미·황량미·백량미가 있는데 모두 조의 일종이다. 모든 양미(梁米)는 다른 곡식에 비해 소화에 가장 잘 도움이 되는데, 성질도 서로 비슷하다.

* 문헌은 기본적으로 동의보감 (본초)에서 인용된 것임

누런 조 누른냥미

Setar italica L. Beauv

죽근황(竹根黃), 황량미(黃粱米), 황색 좁쌀

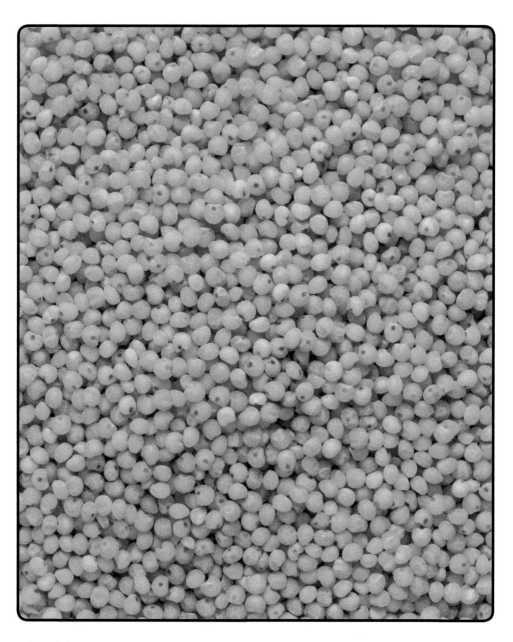

주요성분 : Carotene, Lutein, Vitamin A, Folic acid, Leucine, Valine, Setariol

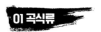

한의학적 효능
- (면역증진) 기(氣)보충에 도움을 준다.
- (장 건강) 속을 편안하게 하고, 설사를 멎게 한다.

한의학적 성질
- 성질이 차거나 뜨겁지 않고 평이하며, 맛은 달고 독이 없다.

유래·특징
- 푸른 조와 흰 조는 성질이 모두 약간 서늘하지만, 유독 누런 조는 성미가 달고 평이(平)하다.
- 누런 조는 먹어 보면 향기가 다른 조보다 좋으며, 죽근황(竹根黃)이라고도 한다. 동의보감 [입문]

* 문헌은 기본적으로 동의보감 (본초)에서 인용하였고, 이외의 문헌만 별도로 표시

흰 조 *Setar italica L. Beauv*
백량미(白粱米), 흰색 좁쌀

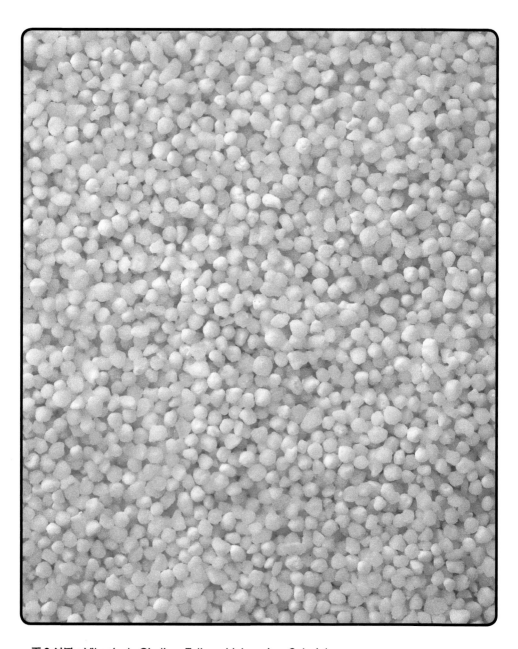

주요성분 : Vitamin A, Choline, Folic acid, Leucine, Setariol

🐛 **한의학적 효능**
....
- (해열) 열을 없애는데 주로 사용한다.
- (면역증진) 기를 보충하는데 주로 사용한다.

🐛 **한의학적 성질**
....
- 성질이 약간 차고 맛은 달며, 독이 없다.

* 문헌은 기본적으로 동의보감 (본초)에서 인용된 것임

조 싹 조기름

Ster italica Germinatum
얼미(蘗米)

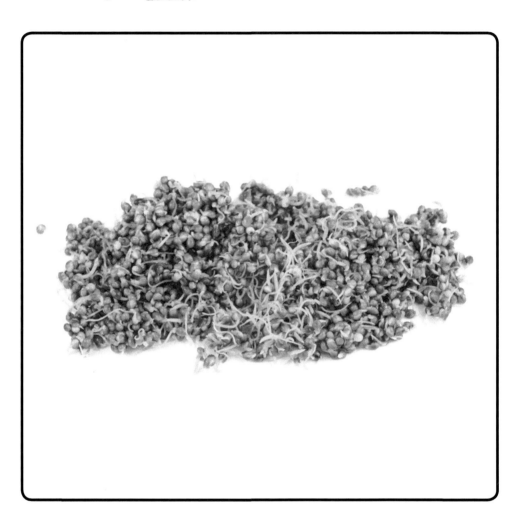

주요성분 : Tannin, Fytic acid, Setariol

한의학적 효능
- (신경보호) 차가운 기운으로 인한 유사 중풍 증상(한중, 寒中)에 주로 쓴다.
- (소화기계 건강) 복부 창만감을 해소시키고 식욕을 돋운다.
- (해열) 소화를 빨리 시키고 열을 제거한다.

한의학적 성질
- 성질이 따뜻하고 맛은 쓰며, 독이 없다.

가공 방법
- 조의 싹인데, 반쯤 자란 것을 사용한다.

섭취 방법
- 음식에 입맛이 없을 때는 조의 싹(얼미, 糵米) 4냥(120g)을 가루내어 생강즙과 소금을 약간 넣어 반죽하여 떡을 만들고 불에 쬐어 말린 것에 사인, 볶은 백출, 구운 감초 각 1냥(30g)을 가루내어 소금 끓인 물에 1~2 수저씩 타 먹는다.

유래·특징
- 길금(糵)이란 순리대로 싹을 틔우지 않아 이름 지어진 것인데, 모두 생명이 있는 것으로 만든다. 조길금 · 보리길금이 모두 그 종류들이다.
- 조의 싹(얼미)은 보리보다 성질이 더 따뜻하다.
- 얼미(糵米)는 곡식의 싹이다. 동의보감 [입문]

* 문헌은 기본적으로 동의보감 (본초)에서 인용하였고, 이외의 문헌만 별도로 표시

멥쌀 됴흔니뿔 *Orysa sativa*
경미(粳米)

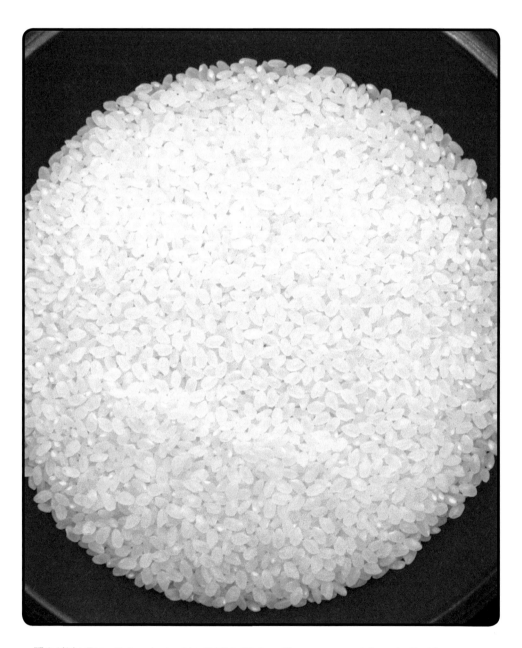

주요성분 : Essential amino acids, GABA, Dietary fiber, ɣ-oryzanol, Isoschaftoside, Schaftoside, Chrysoeriol, Luteolin, Tricin

한의학적 효능
- (위 건강) 위장의 기(胃氣)를 고르게 하여 살을 찌운다.
- (장 건강) 속을 따뜻하게 하고 세균성 장염을 멎게 한다.
- (면역증진) 허약한 기를 북돋운다.
- (스트레스 개선) 답답함을 제거한다.

한의학적 성질
- 성질이 차거나 뜨겁지 않고 평이하며, 맛은 달고 쓰며, 독이 없다.

섭취 방법
- (위 건강) 위의 기를 보강할 때는 흰죽을 쑤어 이른 새벽에 늘 먹으면, 위기(胃氣)를 퍼뜨려 몸에서 진액이 생겨나게 한다.
- (면역증진) 오장의 기능을 조화롭게 만드려면 밥이나 죽을 지어 먹는다. 설익은 것은 소화에 도움이 되지 못하니 푹 익히는 것이 좋다.

유래·특징
- 갱(粳)은 단단하다는 뜻으로 찹쌀보다 단단하다는 것이다. 기(氣)와 정(精)은 모두 쌀에서 변화되어 생겨나는 것이기 때문에 글자에 모두 '미(米)'자가 들어 있다. 동의보감 [입문]
- 늦게 여무는 쌀은 서리가 내린 이후에 거둔 것이 좋다. 동의보감 [일용]
- 희고 늦게 여무는 쌀이 제일 좋고, 빨리 여무는 쌀은 그보다 못하다.

* 문헌은 기본적으로 동의보감 (본초)에서 인용하였고, 이외의 문헌만 별도로 표시

묵은 쌀 창의드러무근쌀

Orysa sativa

진창미(陳倉米), 창고에 오래묵은 쌀

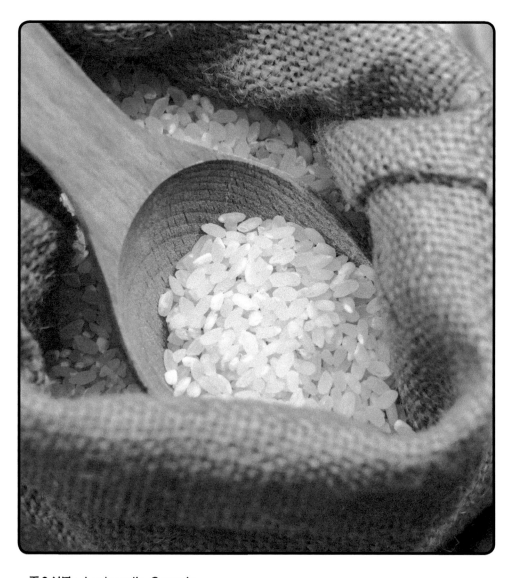

주요성분 : Amylopectin, Oryzenin

한의학적 효능
- (위·장 건강) 위(胃)와 장(腸)의 기를 조절하여 답답함을 없애고, 설사 등을 멈추게 한다.
- (소화기계 건강) 속을 따뜻하게 만든다.
- (면역증진) 온몸의 장기(五藏)의 영양을 보충해 준다.

한의학적 성질
- 성질이 따뜻하고, 맛은 짜고 시며, 독이 없다. 오래 묵으면 성질이 차게 된다.

가공 방법
- 끓여서 먹어야 한다.

섭취 방법
- (위·장 건강) 설사를 멎게 하고 위(胃)의 기를 조절할 때는 밥을 짓거나 죽을 쑤거나 미음으로 먹는다.
- (소화기계 건강) 속을 따뜻하게 데워 줄 때는 끓여서 마시는 것이 좋다.
- (주의사항) 오래 묵으면 모두 성질이 차게 되어 자주 먹으면 설사하게 된다.

유래·특징
- 창고에 오래 묵힌 쌀인데, 끓여도 기름기가 없다. 묵었다는 것은 3~6년 정도 묵은 것을 말한다.

＊문헌은 기본적으로 동의보감 (본초)에서 인용된 것임

흰 멥쌀 백경미(白粳米)

Orysa sativa

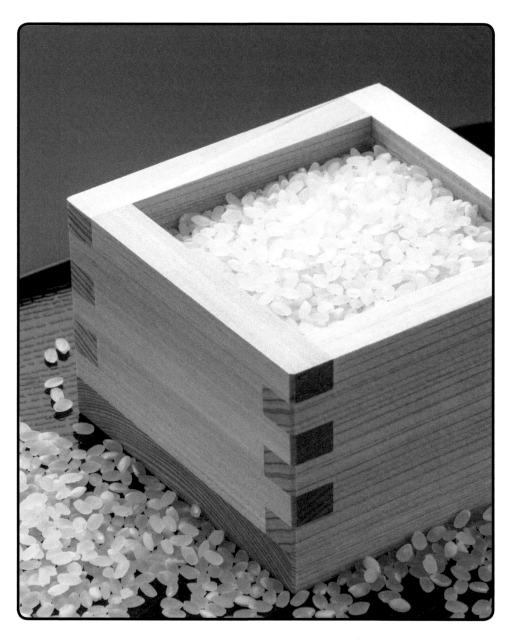

주요성분 : Tricin 7-O-glucoside, Schaftoside, Isoschafroside

한의학적 효능
- (면역증진) 전염병 치료에 도움을 준다. 동의보감 [종행]

한의학적 성질
- 성질이 차거나 뜨겁지 않고 평이하며, 맛은 달고 쓰며, 독이 없다.

섭취 방법
- (면역증진) 전염병을 치료할 때는 멥쌀 반 되(400g)와 수염뿌리가 달린 파 20뿌리로 죽을 쏜다. 여기에 좋은 식초 반 사발을 넣고 다시 한 번 끓여서 먹는데 땀을 내면 병이 좋아진다. 동의보감 [종행]

궁합이 맞는 재료
- 대파(大葱) 동의보감 [종행]

* 문헌은 기본적으로 동의보감 (본초)에서 인용하였고, 이외의 문헌만 별도로 표시

찹쌀 니츠쌀

Oryza sativa var. glutinosa
나미(糯米)

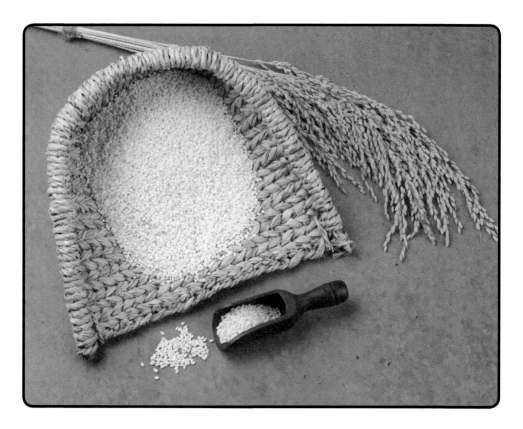

주요성분 : Calcium, Phosphorus, Iron, Vitamin B1, Vitamin B2, Niacin

한의학적 효능

- (소화기계 건강) 소화기관의 기(氣)를 보강한다.
- (항염증) 위로 토하고 아래로는 설사하는 급성 위장염을 멈추게 한다.
- (간 건강) 경락의 기운을 막히게 하여 사지가 말을 듣지 않게 되고 몸 안에 풍(風)이 발생하여 배꼽 주위에서 맥이 뛰는 느낌이 나는 것을 치료한다.
- (항당뇨) 당뇨병을 치료한다.

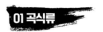

한의학적 성질
- 찹쌀의 성질은 차지만 술을 담그면 뜨겁게 되고, 술찌게미도 따뜻한 성질이 있으며, 독이 없다.

가공 방법
- 술을 빚거나 끓여서 엿을 만든다. 동의보감 [입문]

섭취 방법
- (소화기계 건강) 단맛으로 소화에 좋은 곡식이며, 끓여서 마신다.
- (항염증) 토하고 설사하는 곽란으로 답답하고 입이 마른 증상을 치료할 때는 물을 넣고 갈아 즙을 내어 계속 마신다.
- (항당뇨) 당뇨병에는 쌀뜨물을 마신다. 물에 갈아서 나온 흰 즙을 자주 마시는데, 병이 나을 때까지 마신다. 또한 찰벼의 짚에서 이삭과 뿌리를 잘라 내고 가운데를 깨끗한 그릇 안에서 태운다. 매번 그 재 1홉(80g)을 끓인 물 1사발에 오랫동안 담갔다가 찌꺼기는 버리고 맑은 윗물을 한번에 마시면 효과가 좋다. 동의보감 [본초] 동의보감 [탕료]
- (소화기계 건강) 설사가 있을 때는 생것과 볶은 것 반반씩, 죽을 쑤어 먹으면 매우 효과가 좋다. 동의보감 [의감]
- (주의사항) 많이 먹으면 어지러워 잠을 많이 자게 한다. 오래 복용하면 사람으로 하여금 나태해지게 만든다. 고양이나 개가 먹으면 다리가 굽어져 제대로 돌아다니지 못하게 만든다.

유래·특징
- 찹쌀은 찰진 벼이고, 멥쌀은 찰지지 않은 벼이다. 멥쌀과 찹쌀은 매우 비슷한데, 점도의 차이가 있을 뿐이다.
- 벼는 까끄라기가 있는 곡식이니 메벼와 찰벼를 모두 벼(稻)라고 부른다.
- 나(糯)는 연약하다는 뜻이다. 쌀이 연하고 찰지니, 곧 찹쌀이다.
  동의보감 [입문]

* 문헌은 기본적으로 동의보감 (본초)에서 인용하였고, 이외의 문헌만 별도로 표시

기장 기장쌀

Panicum miliaceum L.
서미(黍米)

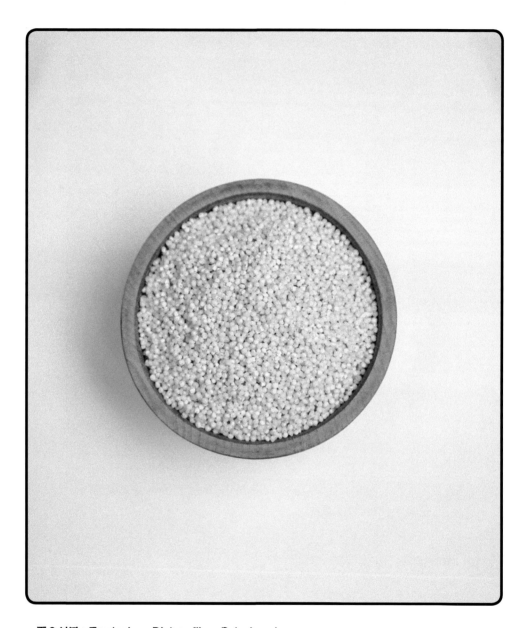

주요성분 : Tryptophan, Dietary fiber, Polyphenol

🦇 **한의학적 효능**
- (소화기계 건강) 소화기관의 기(氣)를 보충하고 향상시킨다.
- (호흡기 건강) 폐의 좋은 곡식이니 폐 질환에 주로 사용한다.
  동의보감 [본초] 동의보감 [입문]

🦇 **한의학적 성질**
- 성질이 따뜻하고 맛은 달며, 독이 없다.

🦇 **섭취 방법**
- (호흡기 건강) 폐 질환에 반드시 써야 하며, 밥을 지어 먹는다.
- (주의사항) 오래 먹으면 답답해진다.

🦇 **유래·특징**
- 조와 비슷하나 조는 아니며, 곡식의 일종이다. 동의보감 [입문]

* 문헌은 기본적으로 동의보감 (본초)에서 인용하였고, 이외의 문헌만 별도로 표시

붉은 기장 블근기장뿔

Panicum miliaceum L

적서미(赤黍米), 단서미(丹黍米)

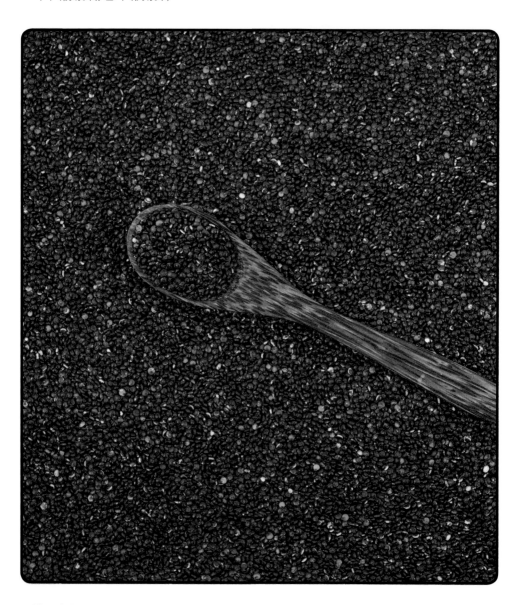

주요성분 : Diosgenin

한의학적 효능
- (호흡기 건강) 기침에 주로 쓴다.
- (위 건강) 위로 토하고 아래로는 설사하는 급성 위장염에 주로 쓴다.
- (장 건강) 설사를 멎게 한다.
- (해열) 갈증을 멎게 한다.

한의학적 성질
- 성질이 따뜻하고 맛은 쓰며, 독이 없다.

유래·특징
- 붉은 기장쌀이다. 껍질은 붉고 쌀알은 누렇다.
- 기장에는 두 종류가 있다. 찰진 것은 찰기장(秫)으로 술을 빚을 수 있고, 찰지지 않은 것은 메기장(黍)으로 밥에 넣어 먹으면 좋다. 이것은 벼에 메벼와 찰벼가 있는 것과 같다.

＊문헌은 기본적으로 동의보감 (본초)에서 인용된 것임

찰 기장 출기장쌀

Panicum miliaceum L.

황미(黃米), 황나(黃糯), 출미(秫米)

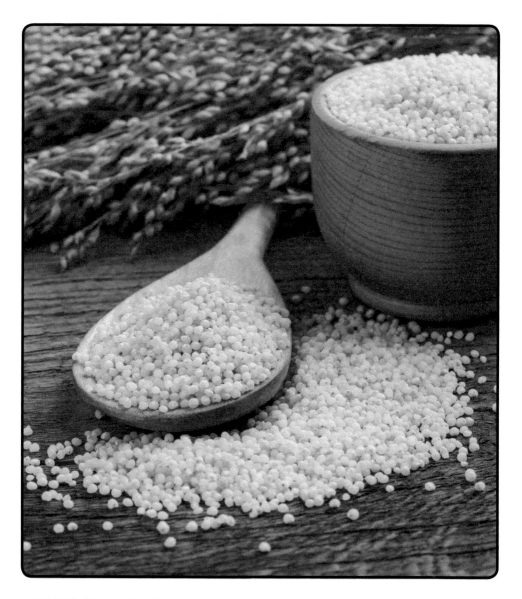

주요성분 : Dietary fiber, Phytic acid

🐾 **한의학적 효능**
....
- (장 건강) 대장을 잘 통하게 하여 변비에 좋다.
- (해독) 옻 오른 것을 치료한다.
- (피부 건강) 전염성 피부병(창개, 瘡疥)의 열을 없앤다.

🐾 **한의학적 성질**
....
- 성질이 약간 차고 맛은 달며, 독이 없다.

🐾 **가공 방법**
....
- 술을 빚을 때는 다른 쌀 보다 좋으며 끓여서 엿을 만들기도 한다.

🐾 **섭취 방법**
....
- (주의사항) 자주 먹으면 안 되는데 배꼽 주위에서 맥이 뛰는 느낌이 든다.

🐾 **유래·특징**
....
- 기장쌀(黍米)과 비슷하나 낟알이 작다. 북쪽 사람들은 황미(黃米) 또는 황나(黃糯)라고 한다.

＊문헌은 기본적으로 동의보감 (본초)에서 인용된 것임

찰지지 않은 기장 직미(稷米)

Panicum miliaceum L

제미(穄米), 자(粢)

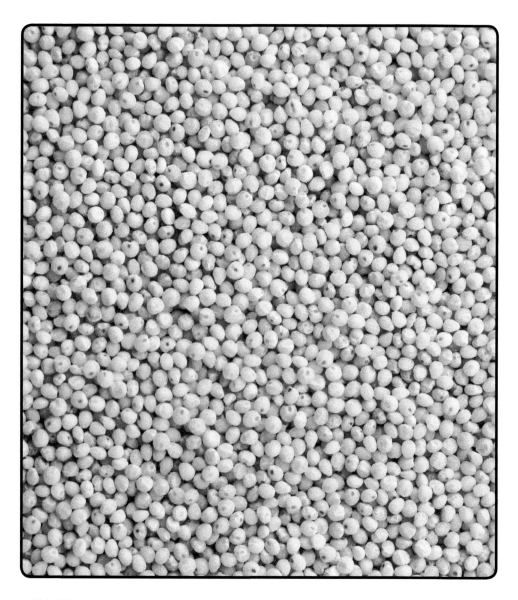

주요성분 : Amylose

🍂 **한의학적 효능**
- (해열) 열을 치료한다.
- (면역증진) 기(氣)가 부족한 것을 보강한다.
- (위 건강) 위기(胃氣)를 잘 소통시킨다.

🍂 **한의학적 성질**
- 성질이 차고 맛이 달며, 독이 없다.

🍂 **섭취 방법**
- (면역증진) 소화에 도움이 되는 곡식으로 늘 먹어도 좋다.
- (위 건강) 위의 기(氣)를 잘 돌아가게 하려면 밥을 지어 먹거나 죽을 쑤어 먹는다.
- (주의사항) 많이 먹으면 냉기를 발생시키니 팔곡(八穀) 중에 가장 나쁘다.

🍂 **유래·특징**
- 직(稷)은 제(穄)의 다른 이름이다. 곡식의 일종으로 기장(黍)과 비슷하지만 조금 작다. 오늘날의 제미(穄米) 또는 자(粢)라고도 한다.
- 직미(稷米)로 밥을 지어먹으면 찰지지 않고 그 맛이 담담하다.

*문헌은 기본적으로 동의보감 (본초)에서 인용된 것임

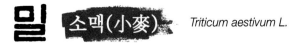

밀 소맥(小麥) *Triticum aestivum L.*

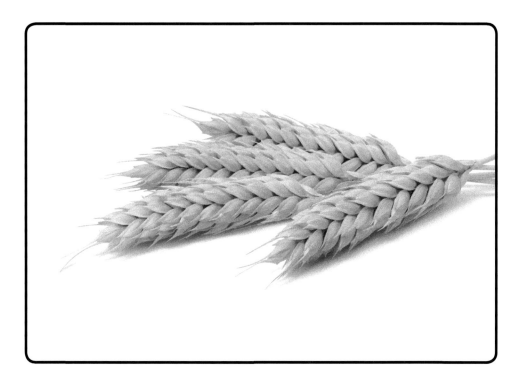

주요성분 : Polyphenols, Policosanol

🌾 한의학적 효능

- •(해열) 갈증을 멎게 하는데 주로 쓴다.
- •(이뇨개선) 소변을 잘 나오게 한다.
- •(간 건강) 간의 기(肝氣)를 보강하는데 좋다.
- •(수면개선) 답답하고 열이 나서 생긴 불면증을 치료한다.
- •(심장 건강) 심장의 기를 보충해 준다.

한의학적 성질
- 성질이 약간 차고 맛은 달며, 독이 없다.

가공 방법
- 삶아서 먹거나 달인다.
- 밀은 껍질은 차고 낟알은 뜨거우니 껍질째 약에 넣어 사용하며, 이 때 껍질이 터지면 안 된다. 터지면 성질이 따뜻해진다.

섭취 방법
- (간 건강) 간의 기(肝氣)를 보충하는 데에는 달여서 미음으로 먹는다.
- (수면개선) 답답하고 열이 나서 잠을 잘 자지 못할 때는 삶아서 먹는다.
- (심장 건강) 심장의 기를 보충해 주기 때문에 심장 질환에 사용한다.

유래·특징
- 가을에 파종해서 여름에 익어 사계절의 기운을 다 받으니 자연히 차가움(寒氣)와 따뜻함(溫氣)를 겸하여 가진다. 그러므로 밀가루는 뜨겁고 밀기울이 차다.
- 밀은 가을에 파종해서 겨울에 자라고 봄에 이삭이 패이고 여름에 알곡이 들어차니 사계절을 조화롭게하여 오곡 가운데 귀하다. 따뜻한 지방에서는 봄에 파종하여 여름에 수확하기도 하나, 기운 받는 것이 부족하므로 밀가루의 성질이 차다.

* 문헌은 기본적으로 동의보감 (본초)에서 인용된 것임

밀기울 소맥부(小麥麩)

Triticum aestivum L.
밀의 단단한 껍질

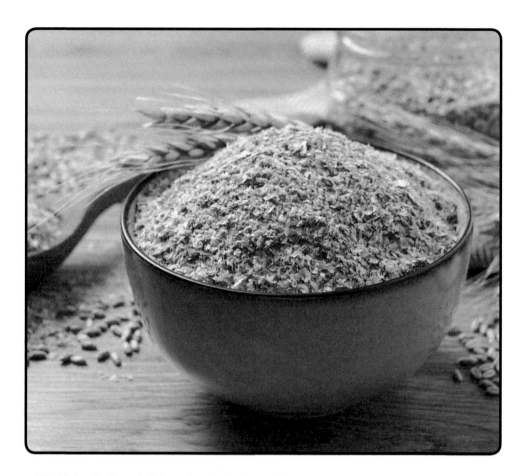

주요성분 : Choline, Cellulose, Lutein, Folic acid, Leucine

한의학적 효능

• (해열) 속을 편안하게 만들며 열을 없앤다.
• (피부 건강) 열로 인한 물집(열창, 熱瘡)과 화상(탕화창, 湯火瘡)으로 짓무른 것을 치료한다.
• (혈행개선) 얻어맞거나 부러져서 멍든 것을 치료한다.

한의학적 성질

• 성질이 차고 서늘하며, 맛이 달고 독이 없다.
• 밀은 양에 속해 따뜻하지만, 밀기울의 성질은 서늘하다. 동의보감 [단심]

* 문헌은 기본적으로 동의보감 (본초)에서 인용하였고, 이외의 문헌만 별도로 표시

밀 쭉정이 주근밀

Triticum aestivum L.

부소맥(浮小麥), 밀의 덜 익은 쭉정이

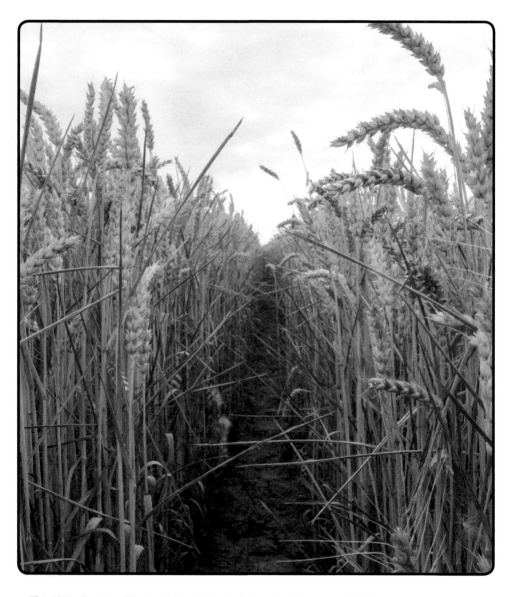

주요성분 : Dextrin, Sitosterol, Lecithin, Arginine, Amylase, Vitamin B, Vitamin E

🍃 **한의학적 효능**
- (수면개선) 심신안정에 도움을 준다. 동의보감 [외감]
- (면역증진) 밤에 땀나는 것을 멎게 한다. 동의보감 [입문]
- (해열) 어른과 아이의 뼈가 타는 듯한 열(골증조열, 骨蒸肌熱)을 치료한다. 동의보감 [입문]
- (항피로) 여자의 원기가 부족하고 피로가 지나쳐서 생기는 허로(虛勞)로 인한 열을 치료한다. 동의보감 [입문]

🍃 **한의학적 성질**
- 성질이 약간 차고 맛은 달며, 독이 없다.

🍃 **가공 방법**
- 약간 볶아서 쓴다. 동의보감 [입문]

🍃 **섭취 방법**
- (면역증진) 기가 부족하여 저절로 땀이 날 때는 물에 달여서 음료수를 만들어 늘 마신다.
- (면역증진) 저절로 땀이 날 때는 밀가루 음식을 많이 먹으면 좋아진다. 동의보감 [득효]
- (면역증진) 대추와 함께 달여 먹으면 수면 중 식은땀(도한, 盜汗)을 멎게 한다. 동의보감 [외감]

🍃 **궁합이 맞는 재료**
- 대추(大棗) 동의보감 [외감]

＊ 문헌은 기본적으로 동의보감 (본초)에서 인용하였고, 이외의 문헌만 별도로 표시

밀 싹 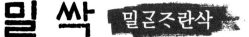 *Triticum aestivum* L.

소맥묘(小麥苗)

주요성분 : Polyphenols, Policosanol

한의학적 효능
- (숙취해소) 술독과 갑자기 열이 나는 것을 없앤다.
- (간 건강) 황달로 인해 눈이 누렇게 된 것을 치료한다.
- (해열) 가슴의 열을 없애고 소장(小腸)을 잘 통하게 하여 열 제거에 도움을 준다.

한의학적 성질
- 성질이 차거나 서늘하고 맛은 매우며, 독이 없다.

가공 방법
- 즙을 짜서 사용한다.

섭취 방법
- (간 건강) 술로 생긴 황달을 치료할 때는 찧어서 즙을 내어 먹거나 달여서 먹는다.

＊문헌은 기본적으로 동의보감 (본초)에서 인용된 것임

보리 보리쌀

Hordeum vulgare L.
대맥(大麥)

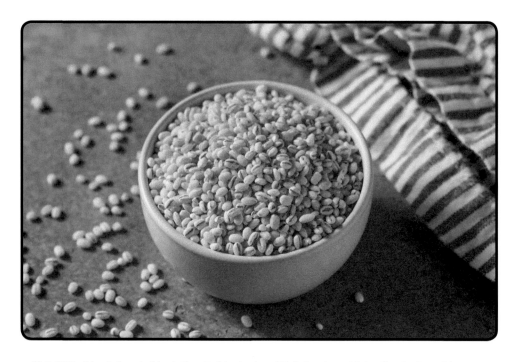

주요성분 : Hordatine A, Hordatine B, Hordenine, Distichonic acid A , Mugineic acid

한의학적 효능

- (소화기계 건강) 오장을 튼실하게 만들고, 음식을 소화 시켜 속을 편안하게 한다.
- (면역증진) 몸이 허약할 때 기력 회복에 도움이 된다.
- (장 건강) 설사를 멎게 하여 몸이 허약한 것을 보완한다.
- (항노화) 오래 먹으면 머리카락이 희어지지 않는다.
- (신경보호) 몸 안에 생기는 풍인 중풍이 생기지 않는다.
- (위 건강) 위의 기(胃氣)를 편안하게 만들고 입맛을 돋우어 준다.
- (간 건강) 황달을 치료한다.
- (피부 건강) 피부를 매끄럽고 부드럽게 만든다.

🍃 **한의학적 성질**

- 성질이 따뜻하고 약간 차다고도 하며, 맛은 짜고 독이 없다.

🍃 **가공 방법**

- 밥을 짓거나 가루를 내거나 죽을 쑨다.

🍃 **섭취 방법**

- (소화기계 건강) 오장을 튼튼하게 할 때는 밥을 짓거나 가루를 내거나 죽을 쑤어 먹는 게 좋다.
- (항노화) 침사(鍼砂)·몰석자(沒石子)와 외용으로 같이 사용하면 머리카락을 매우 검게 물들인다. 동의보감 [입문]
- (위 건강) 위의 기(胃氣)를 고르게 하고 입맛을 돋우려면, 밥을 짓거나 죽을 쑤어 자주 먹는 것이 좋다.
- (주의사항) 갑자기 많이 먹으면 다리가 조금 약해지는 것 같은데 기를 내려주기 때문이다. 익힌 것을 먹으면 사람에게 이롭지만, 설익은 것을 먹으면 차서 사람에게 해롭다. 오래 먹으면 살지고 튼튼해지며, 윤기가 흐르는데 오곡 중에서 열을 가장 많이 생기게 한다.

🍃 **유래·특징**

- 보리는 밀과 마찬가지로 가을에 파종한 것이 좋다. 봄에 파종한 것은 기가 부족해서 힘이 약하다.

* 문헌은 기본적으로 동의보감 (본초)에서 인용하였고, 이외의 문헌만 별도로 표시

겉보리 것보리

Hordeum vulgare L.

광맥(穬麥), 겉껍질이 밀착되어 분리되지 않은 보리

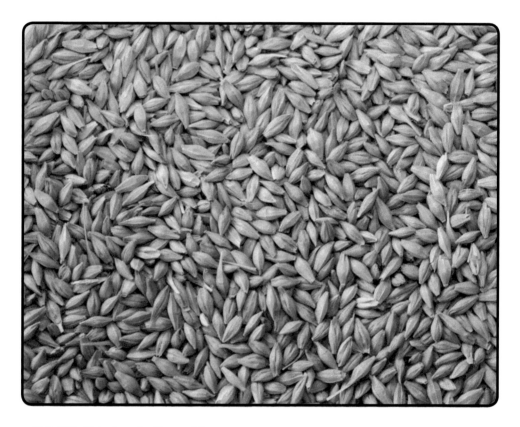

주요성분 : Polyphenols, Flavonoids

한의학적 효능
- (항비만) 몸을 가볍게 하고 소화기관을 튼튼하게 만든다.
- (면역증진) 질환에 안 걸리게 한다.
- (해열) 열을 없앤다.

한의학적 성질
- 성질이 약간 차고 맛은 달며, 독성은 없다

섭취 방법
- (면역증진) 오래 먹으면 힘이 좋아지고 잘 돌아다닐 수 있게 된다.

유래·특징
- 보리는 밀에 비해서 조금 크기 때문에 대맥(大麥)이라 한다. 대맥이라 부르는 것 가운데 그 껍질이 단단하고 잘 부서지는 것은 광맥(穬麥)이라 한다.

＊문헌은 기본적으로 동의보감 (본초)에서 인용된 것임

쌀보리 쌀보리

Hordeum vulgare L.
황과(黃顆), 청과맥(靑顆麥), 겉껍질이 쉽게 분리되는 보리

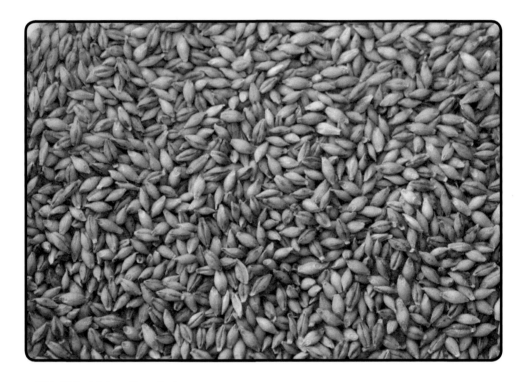

주요성분 : Dietary fiber, β-glucan

한의학적 성질
- 성질이 약간 차고 맛은 달며, 독성은 없다.

유래·특징
- 처음부터 껍질과 알갱이가 서로 분리되어 있다. 색깔이 누렇기 때문에 황과(黃顆)라고도 한다.

*문헌은 기본적으로 동의보감 (본초)에서 인용된 것임

보리 싹 보리근즈란삭

Hordeum vulgare L.
대맥묘(大麥苗), 보리의 어린 싹

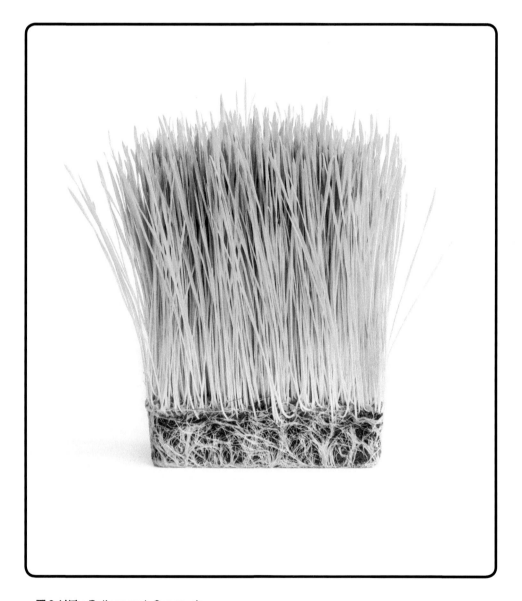

주요성분 : Policosanol, Saponarin

한의학적 효능
• (간 건강) 황달을 치료한다.

한의학적 성질
• 성질이 따뜻하고 맛은 짜며, 독이 없다.

섭취 방법
• (간 건강) 황달에는 즙을 내어 먹는다.

＊문헌은 기본적으로 동의보감 (본초)에서 인용된 것임

보리 엿기름 보릿기름

Hordeum vulgare Germinatum
맥아(麥芽), 대맥모(大麥毛), 대맥얼(大麥蘖), 보리 길금(싹)

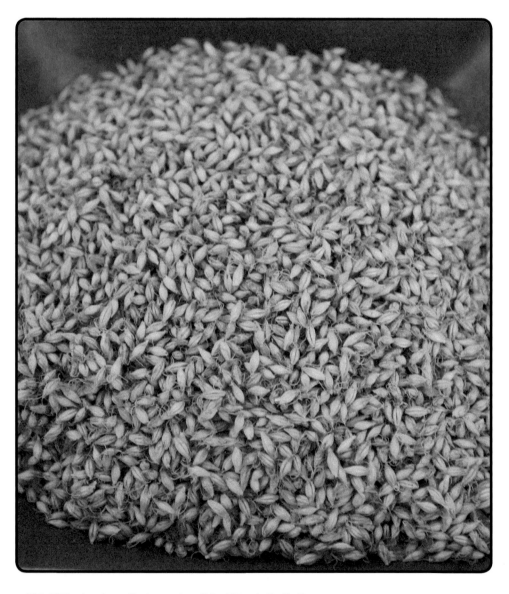

주요성분 : Amylase, Protease, Lecithin, Vitamin B, Maltose

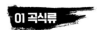

🌾 **한의학적 효능**
- (장 건강) 음식물이 오랫동안 소화되지 않은 숙체(宿食)를 소화 시킬 수 있으며, 배에 가스가 찬 것을 제거한다.
- (면역증진) 속을 따뜻하게 하며, 기를 원활하게 만든다.
- (소화기계 건강) 소화기관을 보강하며, 음식을 소화 시킨다.
- (위 건강) 식욕을 돋운다.
- (항균) 위로는 토하고 아래로는 설사하는 급성 위장염을 멈추게 한다.
- (항암) 오랜 체기(滯氣)가 뭉쳐서 생긴 덩어리를 풀어준다.
- (여성 건강) 출산을 촉진시킨다.
- (호흡기 · 심장 건강) 폐와 심장 쪽의 막힌 혈액을 잘 순환시킨다.

  동의보감 [의감]

🌾 **한의학적 성질**
- 성질이 뜨겁고 맛은 달며, 짜고 독이 없다.

🌾 **가공 방법**
- 보리를 물에 담가 싹이 나면 급히 볕에 말려서 쓰며, 엿을 만들 수 있다.

  동의보감 [일용]
- 약으로 쓸 때는 누렇게 볶은 후에 곱게 찧어 가루 내어 쓴다.

  동의보감 [탕액]

🌾 **섭취 방법**
- (면역증진·위 건강) 기가 허약한 사람에게 좋으며, 소화 시킬 때는 가루 내거나 달여 먹는다.
- (소화기계 건강) 보리 엿기름은 입맛을 돋우며, 음식을 소화 시키는데 달여 먹거나 가루 내어 먹는 게 좋다.
- (여성 건강) 출산을 촉진 시키는데 보리 엿기름 1냥(30g)을 물에 달여 먹으면 아이가 나온다.
- (주의사항) 오래 먹으면 신장의 기(腎氣)를 소모 시키니 많이 먹으면 안 된다.

🌾 **유래·특징**
- 맥아(麥芽)를 말한다.
- 순리대로 싹을 틔우지 않아서 '얼(糵)'이라고 한다. 동의보감 [입문]

*문헌은 기본적으로 동의보감 (본초)에서 인용하였고, 이외의 문헌만 별도로 표시

메밀  *Fagopyrum esculentum* Moench
교맥(蕎麥)

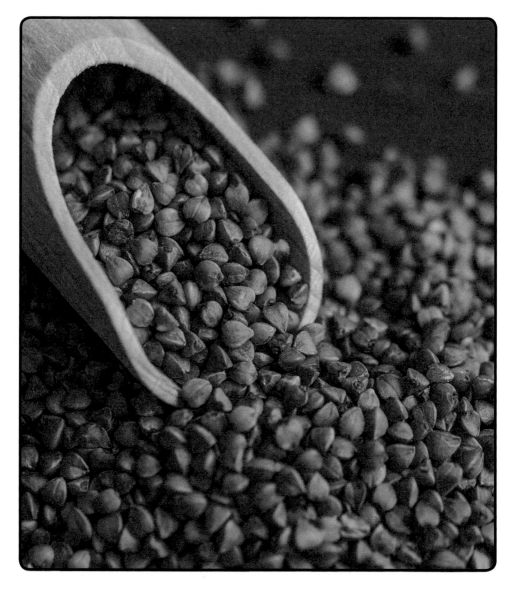

주요성분 : Catechin, (-)-Epicatechin, DL-α-Tocopherol, Ferulic acid, Isovitexin, Quercetin, Rutin, Syringic acid, Vitexin, Protocatechuic acid

한의학적 효능
- (소화기계 건강) 위와 장을 튼튼하게 한다.
- (면역증진) 몸이 허약할 때 기력 회복에 도움이 된다.
- (장 건강) 오장의 더러운 찌꺼기를 없애고 정신을 맑게 만든다.

한의학적 성질
- 성질이 차고 맛은 달며, 독이 없다.

가공 방법
- 가루 내거나 죽을 쑤어 사용한다.

섭취 방법
- (장 건강) 오장의 찌꺼기를 없앨 때는 가루 내거나 죽을 쑤어 먹는 것이 좋다.
- (주의사항) 오래 먹으면 몸 안에 풍이 생겨 머리가 어지럽다.

궁합이 맞지 않는 재료
- 돼지고기, 양고기

* 문헌은 기본적으로 동의보감 (본초)에서 인용된 것임

메밀 잎·줄기 모밀닙, 모밀느정이

Fagopyrum esculentum Moench

교맥엽(蕎麥葉), 교맥양(蕎麥讓)

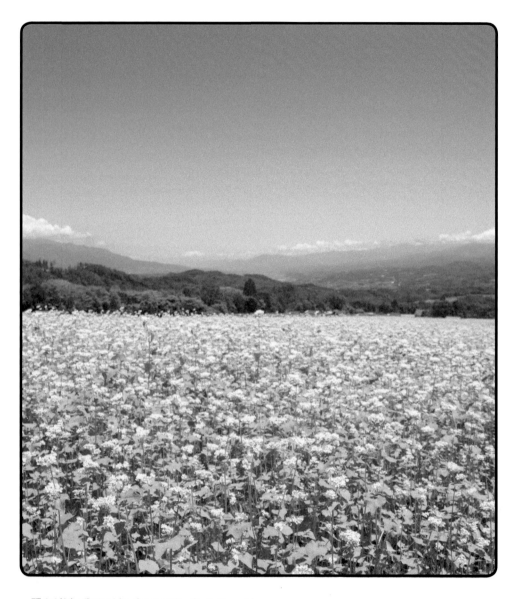

주요성분 : Rutoside, Quercetin, Caffeic acid

🌿 **한의학적 효능**

- •(눈·귀 건강) 막혀 있던 기를 소통시키며, 눈과 귀를 밝게 한다.
- •(항염증) 소, 말, 돼지, 양, 닭, 개 등 여섯 가축(六畜)으로 생긴 종기를 치료한다. `동의보감 [일용]`

🌿 **한의학적 성질**

- •성질이 차고 맛은 달며, 독이 없다.

🌿 **섭취 방법**

- •(눈·귀 건강) 나물을 무쳐 먹으면 눈과 귀에 좋다.
- •(항염증) 태운 잿물로 소, 말, 돼지, 양, 닭, 개 등 여섯 가축(六畜)에서 생긴 종기를 씻어 준다. `동의보감 [일용]`

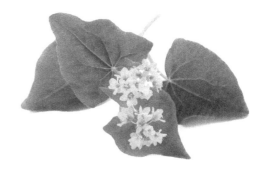

* 문헌은 기본적으로 동의보감 (본초)에서 인용하였고, 이외의 문헌만 별도로 표시

제비콩 변두콩

Dolichos lablab L.

작두(鵲豆), 백편두(白扁豆), 편두(扁豆), 까치콩

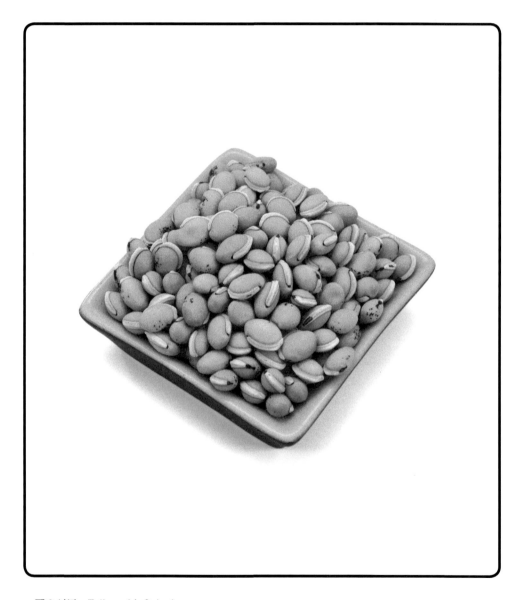

주요성분 : Folic acid, Selenium

한의학적 효능
- (소화기계 건강) 속을 편안하게 하며, 기를 소통시켜 변비를 치료한다.
- (항염증) 급성 위장염으로 토하고 설사가 멎지 않는 것을 치료한다.
- (신경보호) 근육이 뒤틀리는 것도 치료한다.
- (해독) 온갖 풀의 독과 술독과 복어독을 푼다.

한의학적 성질
- 성질이 약간 따뜻하거나 차며, 맛은 달고 독이 없다.

가공 방법
- 껍질을 버리고 생강즙에 버무려 볶아서 쓴다. 동의보감 [입문]

섭취 방법
- (주의사항) 몸이 차거나 뜨거운 질환이 있는 사람은 먹으면 안 된다.

궁합이 맞는 재료
- 생강(生薑) 동의보감 [입문]

유래·특징
- 열매에는 검은 것과 흰 것의 두가지가 있다. 흰 것은 따뜻하고 검은 것은 약간 차니 약으로 쓸 때는 흰 것을 써야 한다.
- 까치콩(鵲豆)이라고도 한다. 검은 바탕에 흰 줄무늬가 있는 것이 까치와 비슷하기 때문이다.

* 문헌은 기본적으로 동의보감 (본초)에서 인용하였고, 이외의 문헌만 별도로 표시

녹두 녹두(綠豆) *Vigna radiata (L.) R.Wilczek*

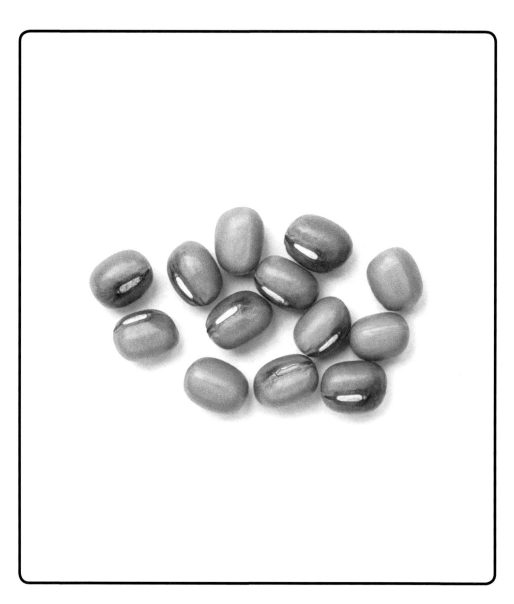

주요성분 : Caffeic acid, DL-α-Tocopherol, Gallic acid, Genistein, Luteolin, Kaempferol-3-O-rutinoside, Rutin, Vitamin C, Protocatechuic acid

🌾 **한의학적 효능**
- (항염증) 모든 감염성 피부질환(단독, 丹毒)에 쓰며, 특히 풍진(風疹) 감염으로 인한 발열, 발진에 좋다.
- (해열) 열을 내리고, 열로 인한 답답함(번열, 煩熱)에 쓴다.
- (해독) 광물성 약물의 부작용을 없앤다.
- (신장 건강) 부은 것을 가라 앉힌다.
- (항당뇨) 당뇨병 진행을 멈추는데 도움을 준다.
- (통증개선) 오래된 두통을 치료한다.
- (정신 건강) 모든 장기를 편안하게 하여 정신을 안정시킨다.
- (혈행개선) 온몸의 기(氣)를 소통하여 온몸의 혈액을 순환 시킨다.

🌾 **한의학적 성질**
- 성질이 차고 맛은 달며, 독이 없다.

🌾 **가공 방법**
- 물에 달이거나 죽을 쑤어 먹는다.

🌾 **섭취 방법**
- (해열) 열을 내리고 싶을 때에는 삶거나 죽을 쑤어 먹는다.
- (통증개선) 오래된 두통에는 이것으로 베개를 만들면 눈이 밝아지며 머리가 맑아진다.

🌾 **유래·특징**
- 병을 치료하려면 껍질을 버리면 안 된다. 껍질은 차고 속은 차갑거나 뜨겁지 않고 평이(平)하기 때문이다. 동의보감 [식물]
- 초록색이고 둥글면서 작은 것이 좋다. 약으로 쓸 때는 껍질째 넣어야 한다. 껍질을 없애면 기(氣)를 조금 막히게 할 수 있다. 동의보감 [입문]

* 문헌은 기본적으로 동의보감 (본초)에서 인용하였고, 이외의 문헌만 별도로 표시

완두콩 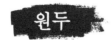 *Pisum sativum L.*
잠두(蠶豆), 완두(豌豆)

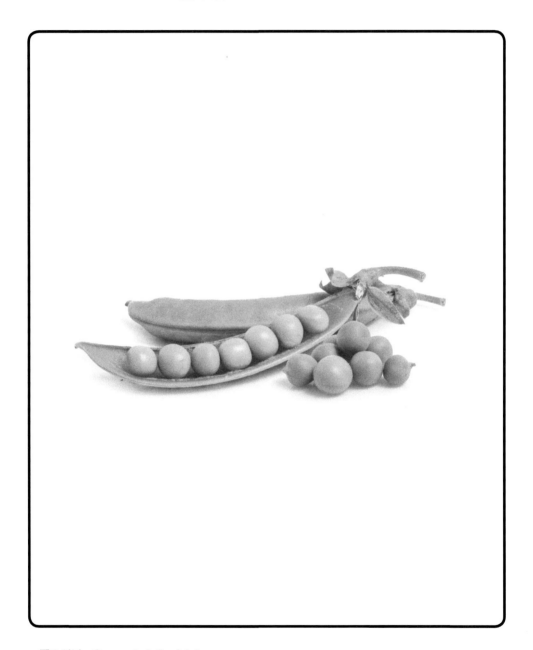

주요성분 : Coumestrol, Genistein

🍂 **한의학적 효능**
- (소화기계 건강) 소화기관의 기능을 증진 시키고 기(氣)를 편안하게 만든다. 동의보감 [일용]
- (혈행개선) 바깥과 안의 기를 순조롭게 조절한다. 동의보감 [일용]
- (위 건강) 위장(胃)의 기를 내리고 모든 장기를 잘 소통시킨다. 동의보감 [입문]

🍂 **한의학적 성질**
- 성질이 차갑거나 뜨겁지 않고 평이하며, 맛은 달고 독이 없다. 동의보감 [일용]

🍂 **가공 방법**
- 차에 타서 먹거나 볶아먹는 것이 좋다. 동의보감 [입문]

🍂 **유래·특징**
- 잠두(蠶豆)라고도 한다. 푸른색으로 녹두와 비슷하나 녹두보다 크다. 주로 함경도에서 나는데 조신시대에는 임금의 전지인 친경전(親耕田)에도 경작했다. 동의보감 [속방]

율무 의이인(薏苡仁)

Coix lacryma-jobi L. var. ma-yuen Stapf

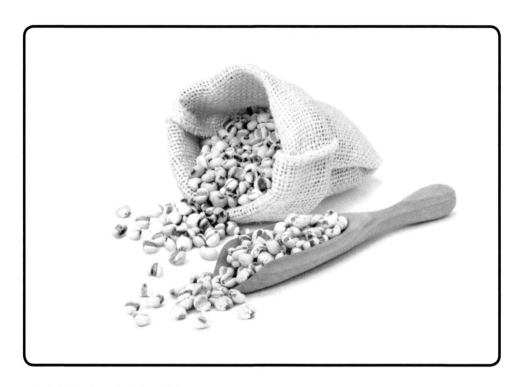

주요성분 : Coixol, Coixenolide

🌿 한의학적 효능

- (호흡기 건강) 폐에 열로 인하여 몸 안의 진액이 소모되어 폐가 위축되는 증상(폐위, 肺痿)이나 피고름을 토하고 기침하는 데 주로 쓴다.
- (간 건강) 경련과 근육이 당길 때 주로 쓴다.
- (관절 건강) 관절의 저림 및 감각마비 증상(풍습비, 風濕痺), 근육과 맥박이 당기며, 건조 및 습기로 인한 다리가 나무처럼 뻣뻣해지는 각기(脚氣)에 주로 쓴다.
- (항비만) 몸을 가볍게 만들어 다이어트 효과가 있다. 동의보감 [사기]
- (항염증) 전염성이 있는 열증인 말라리아 감염증(장기, 瘴氣)을 이겨내게 한다. 동의보감 [사기]

한의학적 성질
- 성질이 약간 차고 맛은 달며, 독이 없다.

가공 방법
- 열매를 쪄서 뜸들이고 햇빛에 말린 후, 갈거나 주물러서 율무를 얻는다.

섭취 방법
- (간 건강) 열과 찬 기운으로 근육에 경련이 일고 당길 때는 늘 죽을 쑤어 먹는다.
- (관절 건강) 근육과 맥박이 당기며, 건조 및 습기로 인한 다리가 나무처럼 뻣뻣해지는 각기(脚氣)에는 이스라지 씨(郁李仁)와 함께 죽을 쑤어 늘 먹으면 좋다.
- (항염증) 습을 없애 몸을 가볍게 하고 전염성이 강한 습한 기운(瘴氣)을 쫓을 때는 가루 내어 죽을 쑤어 늘 먹는다.

궁합이 맞는 재료
- 이스라지 씨(郁李仁)

유래·특징
- 성질이 온화하고 완만해서 다른 약의 두배는 써야 효과를 볼 수 있다. 씹으면 치아에 달라붙는 것이 가장 좋다. `동의보감 [단심]`
- 옛날에 마원(馬援)이 남방 원정 갈 때 많이 싣고 간 것이 바로 이것이었다.

* 문헌은 기본적으로 동의보감 (본초)에서 인용하였고, 이외의 문헌만 별도로 표시

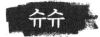

Sorghum bicolor (L.) Moench

노제(蘆穄), 출촉(秫蜀)

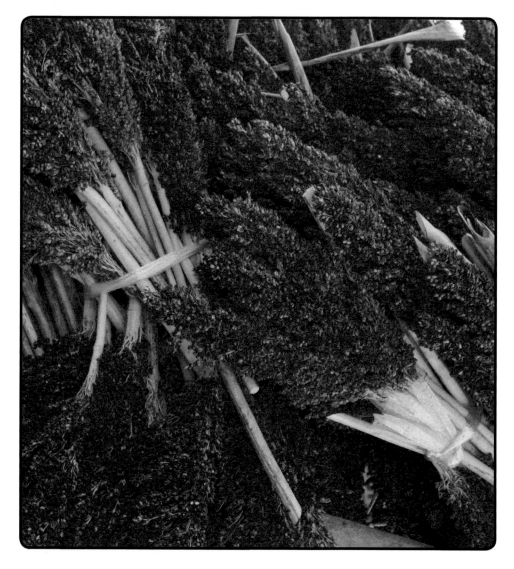

주요성분 : Catechin, Apigeninidin, Caffeic acid, Chlorogenic acid, Ellagic acid, Ferulic acid, Gallic acid, Genistein, Lutein, Luteolin, Quercetin, Rutin, Sinapic acid, Syringic acid, Vitexin, Zeaxanthin, β-carotene, Kaempferol, p-coumaric acid

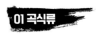

섭취 방법
• 북쪽 지방에서는 이것을 심어 식량이 부족할 때를 대비하거나 소나 말에게 먹였다. 동의보감 [입문]

유래·특징
• 곡식 중에 키가 가장 크며, 낟알 또한 크고 많다. 남쪽 지방에서는 노제(蘆穄)라고 부른다. 동의보감 [입문]

피  피쌀

Echinochloa crusgalli (Linnaeus) P. Beauvois
패자미(稗子米), 핍쌀

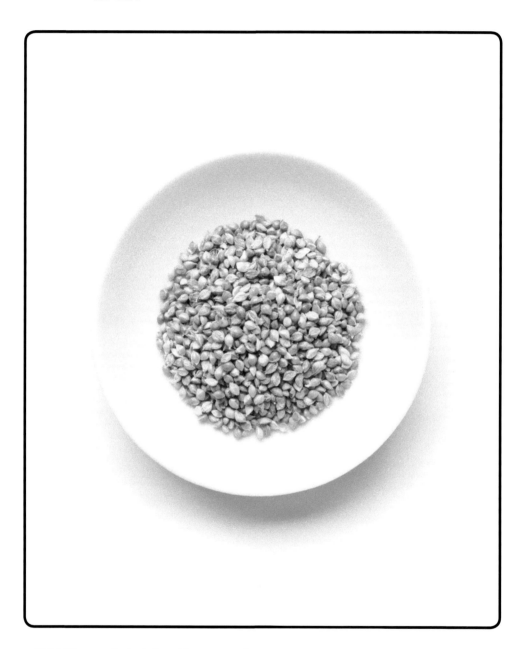

주요성분 : χ-aminobutyric acid, χ-oryzanol

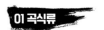

🍂 **한의학적 성질**
....
• 향은 맵지만 맛은 먹기에 좋다. 동의보감 [입문]

🍂 **섭취 방법**
....
• 밥으로 먹을 수 있다. 동의보감 [입문]

🍂 **유래·특징**
....
• 흉년에 먹는다. 동의보감 [입문]

귀리 귀보리

Avena sativa L.
연맥(燕麥)

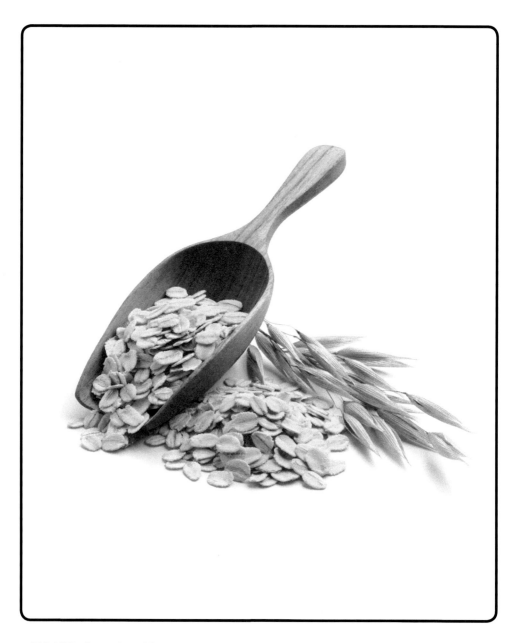

주요성분 : Avenathramides, Ferulic acid, Syringic acid, p-coumaric acid

🦋 **한의학적 효능**
- (여성 건강) 임산부가 아이를 낳기 힘들 때 주로 쓴다.
- (살충) 기생충을 죽인다.

🦋 **한의학적 성질**
- 성질이 차갑거나 뜨겁지 않으며 평이하고 맛은 달며 독이 없다.

🦋 **섭취 방법**
- 아이를 낳기 힘들 때는 달인 물을 먹는다.

🦋 **유래·특징**
- 연맥(燕麥)이라고도 한다. 싹은 밀과 비슷하나 약하고, 열매는 광맥(穬麥)과 비슷하면서 가늘다. 다만 이삭이 가늘고 길면서 성긴 것이 특징이다.

＊ 문헌은 기본적으로 동의보감 (본초)에서 인용된 것임

쉽게 풀어쓴

동의보감

Korean Traditional Medicinal Foods
from Donguibogam 2022

02 과실류
Fruits

연밥 년밤

Nelumbo nucifera Gaertner

연실(蓮實), 수지단(水芝丹), 서련(瑞蓮), 백련(白蓮), 석련(石蓮), 석련자(石蓮子)

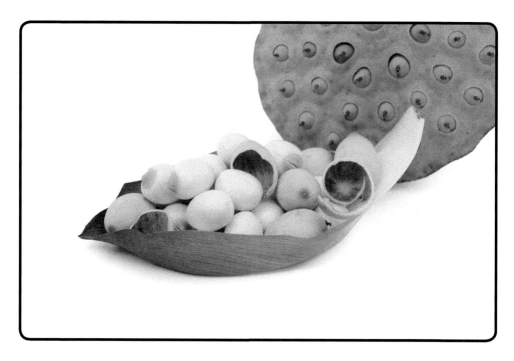

주요성분 : Armepavine, N-methylcoclaurine, Roemerine, Nuciferine, Nelumboferine, Nelumborines A, B

한의학적 효능
- (면역증진) 온 몸의 기력을 길러 온갖 병을 없앤다.
- (심장 건강) 심장의 기(氣)를 도와 마음을 편안하게 만든다.
- (항균) 갈증과 세균성 장염(이질, 痢疾)을 멎게 한다.
- (항우울) 많이 먹으면 기분이 좋아지며 심신을 안정시킨다.

한의학적 성질
- 성질이 차며 맛은 달고 독이 없다.

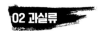

가공 방법

- 석련자(石蓮子)의 검은 껍질을 벗기고 속살을 발라내어 말린다. 겉에 일어난 붉은 껍질을 비벼서 제거하고 푸른 심만 남겨서 가루 낸다.

섭취 방법

- (면역증진) 오래 복용하면 몸이 가벼워지고 늙지 않으며 배고픔을 덜 느끼고 수명이 늘어난다. 껍질과 심을 제거한 후 찧어서 가루내어 죽을 쑤어서 먹거나 밥을 지을 때 넣어 먹으면 좋다. 오래도록 복용해도 괜찮다.
- (항균) 세균성 장염(이질, 痢疾)에는 껍질을 벗기고 심만 남긴 채 가루내어 미음에 2돈(6g)씩 타서 먹는다.
- (항우울) 많이 먹으면 노여움을 멎게 하고 사람을 기쁘게 만든다. 오래 복용하면 즐거워지며 죽을 쑤어 자주 먹는 것이 좋다. 연밥 1근(600g, 검은 껍질 채로 완전히 볶아 짓찧어서 곱게 가루낸 것)과 감초(약간 볶아 가루 낸 것) 1냥(30g)을 섞어서 소금물에 2돈(6g)씩 타서 먹으면 마음이 편해 진다.
- (주의사항) 생것을 쓰면 배에 가스가 차기 때문에 쪄서 먹는 것이 좋다.

궁합이 맞는 재료

- 감초(甘草)

유래·특징

- 껍질이 검고 물에 가라앉는 것을 석련(石蓮)이라고 한다. 물에 넣으면 반드시 가라앉지만, 소금 넣고 끓인 물에서는 뜬다. 주로 연못에서 살며, 8월과 9월에 단단하고 검은 것을 채취한다.
- 보통 쓸 때는 백련(白蓮)이 좋다. 동의보감 [일용]

* 문헌은 기본적으로 동의보감 (본초)에서 인용하였고, 이외의 문헌만 별도로 표시

연 뿌리 년불휘

Nelumbo nucifera Gaertner
연근(蓮根), 우(藕)

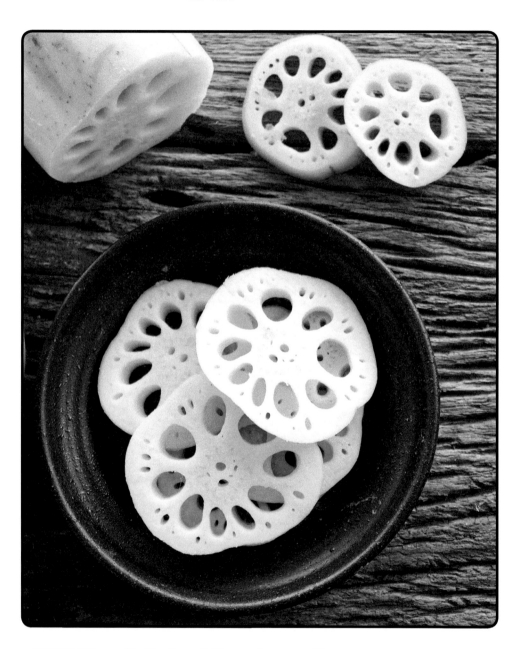

주요성분 : Flavonoids, Tannic acid, Oligomeric procyanidine

한의학적 효능
- (숙취해소) 술과 음식물의 독을 없앤다.
- (해열) 열로 가슴이 답답한 것과 갈증을 멎게 하는 데 좋다.
- (신장 건강) 신장을 튼튼하게 만든다.

한의학적 성질
- 성질이 차며 맛은 달고 독이 없다.

가공 방법
- 찌거나 날 것의 즙을 내어 사용한다. 동의보감 [본초] 동의보감 [강목]

섭취 방법
- (숙취해소) 술과 음식의 독을 없앨 때에는 날 것으로 먹거나 쪄서 먹어도 좋다.
- (해열) 몸의 열과 답답한 증상을 없앨 때는 찌거나 날 것으로 먹는게 좋다.
- (해열) 갈증을 멎게 하는데 가장 좋은 방법은 연즙 1잔에 꿀 1홉(180ml)을 넣어 3번에 나누어 먹는다. 동의보감 [강목]

* 문헌은 기본적으로 동의보감 (본초)에서 인용하였고, 이외의 문헌만 별도로 표시

연 잎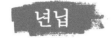

Nelumbo nucifera Gaertner
연엽(荷葉)

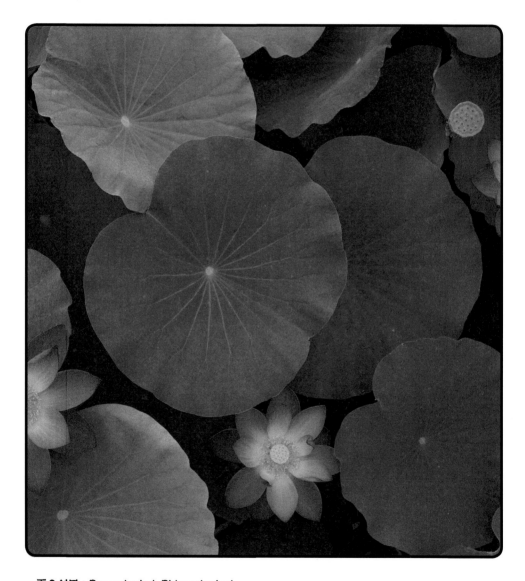

주요성분 : Pyrocatechol, Phloroglucinol

🌊 **한의학적 효능**
- (해열) 갈증을 멎게 한다.
- (여성 건강) 출산 전엔 태반을 안정시키고 출산 후엔 나오게 한다.
- (살충) 버섯에 의한 식중독을 풀어준다.
- (항감염) 피가 섞인 세균성 장염(혈리, 血痢)에 쓴다.
- (소화기계 건강) 혈액순환이 원활하지 않아 배에 가스가 많이 차고(혈창, 血脹) 아픈 데 주로 쓴다.

🌊 **한의학적 성질**
- 성질이 차거나 뜨겁지 않고 평이하며, 맛이 쓰지만 독은 없다

🌊 **유래·특징**
- 잎은 하(荷), 줄기는 가(茄), 밑둥은 밀(蔤), 피지 않은 꽃은 함담(菡萏), 핀 꽃은 부용(芙蓉), 열매는 연(蓮), 뿌리는 우(藕)라고 한다. 연잎의 꼭지를 하비(荷鼻)라고 한다.

* 문헌은 기본적으로 동의보감 (본초)에서 인용된 것임

연 꽃 연화(蓮花)

Nelumbo nucifera

불좌수(佛座鬚), 연화술(蓮花蘂)

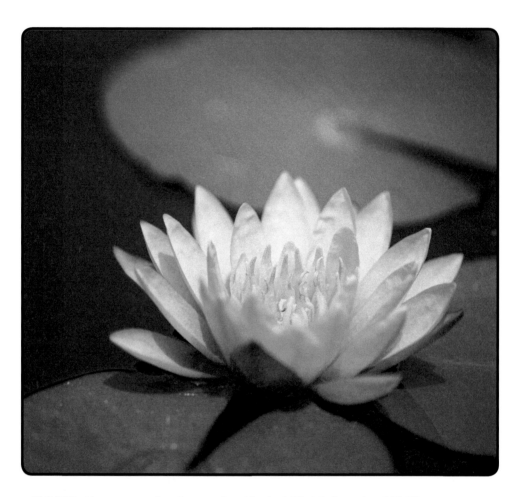

주요성분 : N-norarmeparine, Armepavine, Linalool, Phytol, Anonaine, Lirinidine

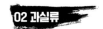

한의학적 효능
- (항우울) 마음을 진정시킨다.
- (항비만·항노화) 몸을 가볍게 하며 얼굴을 늙지 않게 한다.
- (남성 생식기 건강) 연꽃의 수술은 정력이 약해지는 것을 잡아준다.
  `동의보감 [입문]`

한의학적 성질
- 성질이 따뜻하고 독이 없다.

유래·특징
- 불좌수(佛座鬚)라고도 하는데, 연꽃의 수술을 말한다. `동의보감 [정전]`

* 문헌은 기본적으로 동의보감 (본초)에서 인용하였고, 이외의 문헌만 별도로 표시

연밥 속 푸른 심 연의(蓮薏)

Nelumbo nucifera Gaertner

연자심(蓮子心), 하적(荷的), 부거(芙蕖), 연밥 속 녹색배아

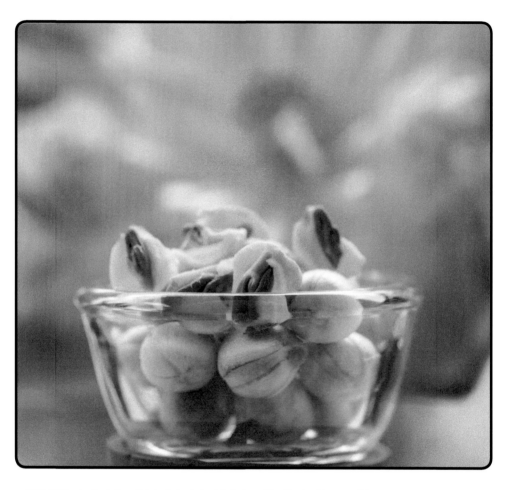

주요성분 : Leinsinine, (+)-isoleinsinin, Neferine, Nuciferin, Hyperoside

🪶 **한의학적 효능**
- •(심장 건강) 심장의 열을 내려준다. 동의보감 [국방]
- •(혈행개선) 피와 관련된 질환(血疾)과 목마름을 치료한다. 동의보감 [국방]
- •(항염증) 여름철의 토하거나 설사를 동반한 급성 위장염(곽란, 癨亂)을 치료한다. 동의보감 [국방]

🪶 **한의학적 성질**
- •맛이 매우 쓰다.

🪶 **유래·특징**
- •연밥 속에 있는 녹색 배아를 의(薏)라고 한다. 의(薏)란 연자심(蓮子心)을 말한다.
- •연밥 속을 적(的)이라 하고, 적 속에 든 길이 2푼(6mm) 정도의 녹색 배아를 의(薏)라고 하는데, 맛이 쓰며, 부거(芙蕖)라고 하는 것은 이들을 통틀어 부르는 말이다.

*문헌은 기본적으로 동의보감 (본초)에서 인용하였고, 이외의 문헌만 별도로 표시

귤 껍질 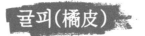 귤피(橘皮)

Citrus unshiu S.Markov.
홍피(紅皮)

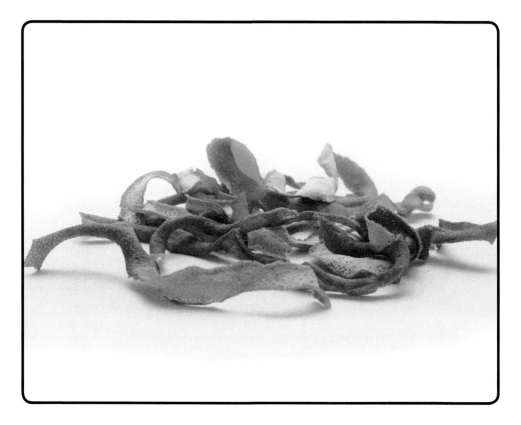

주요성분 : Betaine, Creatine, Trigonelline, α-pinene, Friedeline, Linalool

한의학적 효능
- •(호흡기 건강) 기침(해수, 咳嗽)에 주로 쓰고 가래(담연, 痰涎)를 없앤다.
- •(소화기계 건강) 구토를 멎게 하며 식욕을 돋운다.
- •(항염증) 설사 등 세균성 장염(이질, 痢疾)을 멎게 한다.
- •(장 건강) 대·소변을 잘 나오게 한다.
- •(목 건강) 목을 부드럽게 만든다.

한의학적 성질
- •성질이 따뜻하고 맛은 쓰고 매우며 독이 없다.

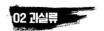

🍃 가공 방법

- 신장에 좋게 하려면 소금물에 담갔다가 쓴다. 동의보감 [입문]

🍃 섭취 방법

- (목 건강) 갑자기 목소리가 나오지 않을 때는 귤 껍질(귤피)을 진하게 달인 물을 자주 마신다. 동의보감 [입문]
- (소화기계 건강) 소화기관이 곡식을 제대로 소화하지 못할 때는 달이거나 가루내어 먹는다. 딸국질이 있을 때는 귤 껍질 1냥(30g)을 진하게 달여 뜨거울 때 한 번에 마신다.
- (호흡기 건강) 기침을 치료할 때는 귤 껍질 4냥(120g)과 구운 감초 1냥(30g), 가루 내어 매번 2돈씩 끓인 물로 하루에 3번 먹는다.
- (호흡기 건강) 폐가 건조하여 마른 기침을 할 때는 소금물에 담갔다가 볕에 말려 쓴다. 동의보감 [입문]
- (위 건강) 음식이 거꾸로 넘어오는 증상(반위, 反胃)으로 구토하는 경우에는 귤 껍질을 향이 나도록 볶거나 가루 내어 매번 2돈(6g)씩을 생강을 묽게 달인 물에 달여 먹는다. 동의보감 [직지]

🍃 궁합이 맞는 재료

- 백출(白朮)과 함께 쓰면 소화를, 감초(甘草)와 함께 쓰면 폐를 돕는다. 동의보감 [단심]

🍃 유래·특징

- 붉은색이기 때문에 홍피(紅皮)라 한다.
- 나무의 높이는 1~2장(3~6m) 정도이고, 잎은 탱자나무와 차이가 없으며, 줄기 사이에 가시가 있다. 초여름에 흰색 꽃이 피고, 6~7월에 열매가 열리는데, 겨울이 되어 누렇게 익어야 먹을 수 있다. 10월에 따는데, 껍질은 오래 묵은 것이 좋다.
- 우리나라에서는 제주도에서 나는데, 청귤(靑橘)·유자(柚子) ·감자(柑子)가 모두 생산된다. 동의보감 [속방]

* 문헌은 기본적으로 동의보감 (본초)에서 인용하였고, 이외의 문헌만 별도로 표시

귤 과육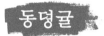

Citrus unshiu S.Markov

귤육(橘肉), 귤양(橘瓤)

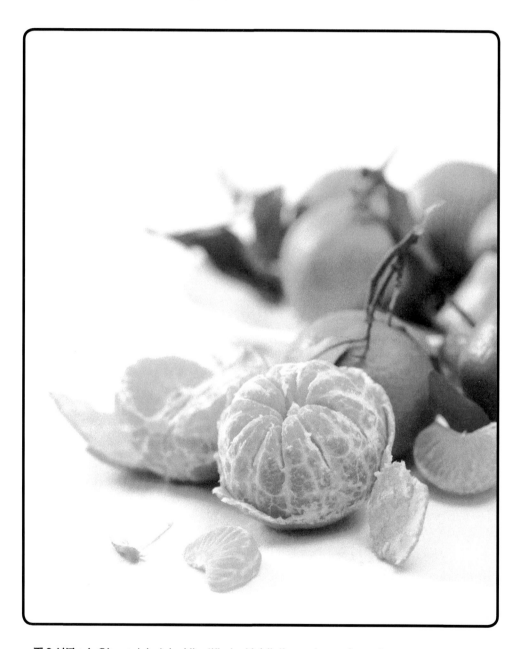

주요성분 : 6-Gingerol, Lutein, Nicotiflorin, Nobiletin, α-pinene, β-carotene

🍃 **한의학적 효능**
- (항당뇨·호흡기 건강) 당뇨(消渴)를 치료하며 폐(肺)를 부드럽게 만든다.
- (위 건강) 식욕을 돋운다.

🍃 **한의학적 성질**
- 성질이 차고 맛은 달고 시다.

🍃 **섭취 방법**
- (호흡기 건강) 맛이 단것은 폐(肺)를 부드럽게 만든다.
- (주의사항) 너무 많이 먹으면 몸 안에 끈적한 가래 같은 담(痰)을 생기게 한다.

🍃 **유래·특징**
- 귤의 살이다.

＊문헌은 기본적으로 동의보감 (본초)에서 인용된 것임

귤 속 흰막 귤낭상근막(橘囊上筋膜)

Citrus unshiu S.Markov

귤 속살의 근막층

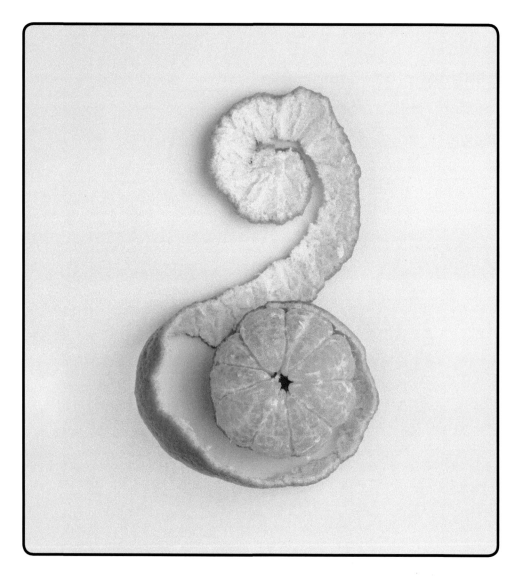

주요성분 : Hesperidine, Apigenin-6,8-di-c-β-D-glucopyranoside, Limonin, L-Tryptophan, β-sitosterol, Daucosterol, Stearic acid

한의학적 효능
- (해열) 갈증을 치료한다.
- (숙취해소) 술을 마시고 토하는 것을 치료한다.
- (소화기계 건강) 위를 보강하고 속을 따뜻하게 만든다.

가공 방법
- 탕약으로 달여서 사용한다.

섭취 방법
- (소화기계 건강) 소화기관을 북돋는 목적이면 흰막을 버리지 말아야 한다. 만약 체기(滯氣)를 풀어주려면 반드시 흰막을 버려야 한다.
- (위 건강) 흰막이 있는 것은 위(胃)의 기를 북돋아 속을 편안하게 만든다. 흰막을 제거한 것은 담(痰)을 삭히고 기를 내린다.

* 문헌은 기본적으로 동의보감 (본초)에서 인용된 것임

오래된 굴껍질 진피(陳皮)

Citrus unshiu S.Markov.

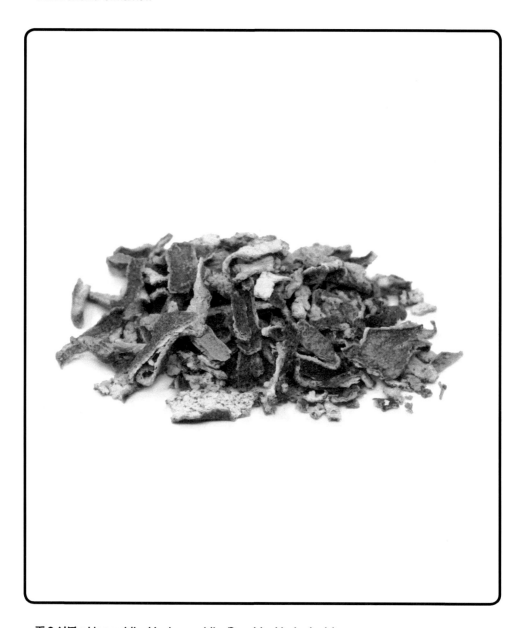

주요성분 : Hesperidin, Neohesperidin, Poncirin, Naringin, Limonene

한의학적 효능
- (호흡기·소화기계 건강) 기를 내려 기침이나 가슴에 맺힌 체기(滯氣)를 치료한다.

한의학적 성질
- 성질이 차고 맛은 달고 시다.

가공 방법
- 달여서 사용한다.

섭취 방법
- (소화기계 건강) 가슴에 맺힌 체기를 없애려면 오래된 귤껍질(진피) 3푼(0.9g)에 덜익은 귤껍질(청피) 1푼(0.3g)을 넣어 달여 먹는다.

궁합이 맞는 재료
- 덜익은 귤껍질(靑皮)

유래·특징
- 오래 묵은 것이 좋기 때문에 진피(陳皮)라고 한다.

* 문헌은 기본적으로 동의보감 (본초)에서 인용된 것임

덜익은 귤껍질 프른귤

Citrus unshiu S.Markov.

청귤피(靑橘皮), 청피(靑皮)

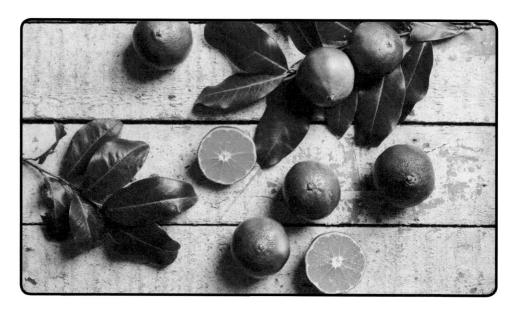

주요성분 : Acrimarine J, Neoacrimarine A, Neoacrimarine E, Neoacrimarine F, Hesperidin

한의학적 효능

- (혈행개선) 기가 막혀서 생긴 체증(기체, 氣滯)에 주로 쓴다.
- (소화기계 건강) 음식을 소화시키며 적(積)으로 몸에 생긴 단단한 덩어리와 막힌 기를 풀어준다.
- (여성 건강) 산전이나 산후에 유방에 멍울지는 증상으로 돌처럼 단단하게 붓는 것을 치료한다.
- (이뇨개선) 소변을 통해 방광의 열을 내린다.
- (위 건강) 술과 음식을 많이 먹고 배부른 증상을 치료한다.
- (간 건강) 화를 많이 내서 옆구리 아래에 적(積)이 뭉친 사람에게 가장 효과가 있다. 동의보감 [정전]
- (항암) 기가 뭉친 덩어리(積)를 없애고 통증을 멎게 한다. 동의보감 [입문]
- (통증개선) 옆구리가 아플 때 쓴다. 동의보감 [의감]

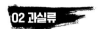

한의학적 성질
- 성질이 따뜻하고 맛은 쓰며 독이 없다.

가공 방법
- 귤을 따서 살을 제거하고 볕에 말린다.

섭취 방법
- (혈행개선) 기가 뭉쳐 체한 증상(氣滯)에는 달이거나 가루내어 먹으면 좋다.
- (여성 건강) 젖을 먹인 후 부었을 때 불에 쬐어 가루내어 술에 타서 2돈(6g)씩 먹으면 효과가 아주 좋다.
- (이뇨개선) 방광에 머물러 있는 열과 물을 없앨 때는 달이거나 가루내어 먹는다.
- (위 건강) 술과 음식을 많이 먹고 배부른 경우에 덜익은 귤껍질 4냥(120g)과 소금 1냥(30g)을 물에 반죽해서 볶아 가루를 낸다. 매번 1.5돈(4.5g)에 차(茶) 가루 0.5돈(1.5g)을 섞어 끓인 물에 타서 먹으면 효과가 좋다.
- (간 건강) 간(肝)과 쓸개(膽)에 기(氣)와 피(血)가 부족하면 먼저 기(氣)를 북돋아야 하며 덜익은 귤껍질은 조금만 쓴다. 동의보감 [탄심]
- (통증개선) 옆구리가 아플 때는 덜익은 귤껍질을 쓰는데, 반드시 식초에 담가 볶아 써야 한다. 동의보감 [의감]
- (주의사항) 숨이 짧은 사람에게 쓰면 안된다.

궁합이 맞는 재료
- 차(茶)

궁합이 맞지 않는 재료
- 오래된 귤껍질 동의보감 [역로]

유래·특징
- 작고 파랗기에 청피(青皮)라고 한다. 동의보감 [입문]
- 오래된 귤껍질는 맛이 매워 상체의 기(氣)를 조절하며, 청피는 맛이 써서 하체의 기(氣)를 조절한다. 동의보감 [입문]

덜 익은 귤 과육 청귤육(靑橘肉)

Citrus unshiu S.Markov.

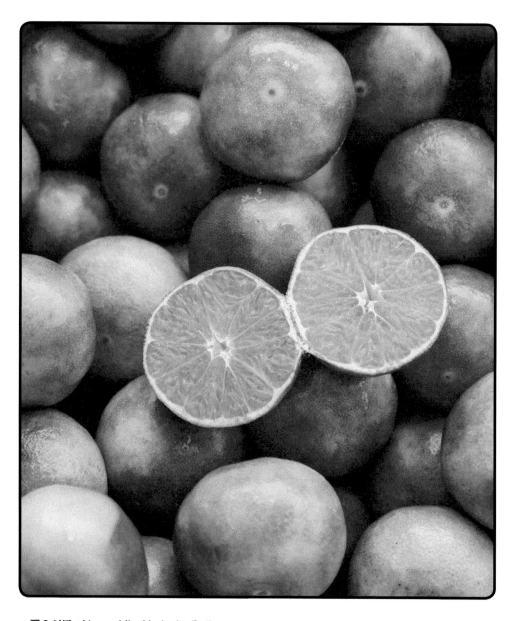

주요성분 : Hesperidin, Naringin, Rutin

🍃 **한의학적 효능** • (신장 건강) 몸 하체가 차가운 사람의 기(氣)를 치료한다.

🍃 **한의학적 성질** • 성질이 따뜻하고 맛은 쓰며 독이 없다.

🍃 **가공 방법** • 달이거나 가루낸다.

🍃 **섭취 방법** • (신장 건강) 몸 하체가 차가울 때는 달이거나 가루 내어 먹는게 좋다.

🍃 **유래·특징** • 덜익은 귤(靑橘)은 노란 귤(黃橘)과 비슷하지만 크기가 작고, 이 둘은 종이 다른 것이다.

* 문헌은 기본적으로 동의보감 (본초)에서 인용된 것임

유자 유자(柚子) *Citrus junos Siebold ex Tanaka*

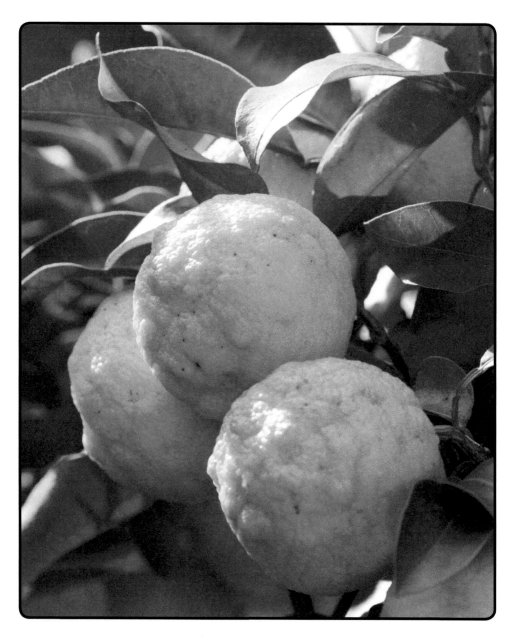

주요성분 : Junosidine, Geraniol, β-pinene, Linalool, Terpinolene, Spathulenol

한의학적 효능
- (소화기계 건강) 위(胃) 속 뭉친 기(체기, 滯氣)를 제거한다.
- (숙취해소) 술독을 풀어 준다.
- (구강 건강) 술 마시고 입에서 냄새나는 것을 치료한다.

한의학적 성질
- 껍질이 두텁고 맛이 달며 독이 없다.

가공 방법
- 생것으로 쓰거나 달인다.

섭취 방법
- (구강 건강) 술을 좋아하는 사람의 입 냄새를 치료할 때는 그냥 먹어도 좋고, 달여서 마시기도 한다.

유래·특징
- 맛있는 과일로서 중국 운몽현(雲夢縣)의 유자가 유명하다.
- 작은 것을 귤이라 하고, 큰 것을 유(柚)라고 하는데, 유자는 오렌지(橙子)와 비슷하면서 귤보다 크다.
- 귤 중에 큰 것을 유(柚)라고 한다. 동의보감 [단심]

*문헌은 기본적으로 동의보감 (본초)에서 인용하였고, 이외의 문헌만 별도로 표시

오렌지 껍질 등자피(橙子皮)

Citrus sinensis

등당(橙糖)

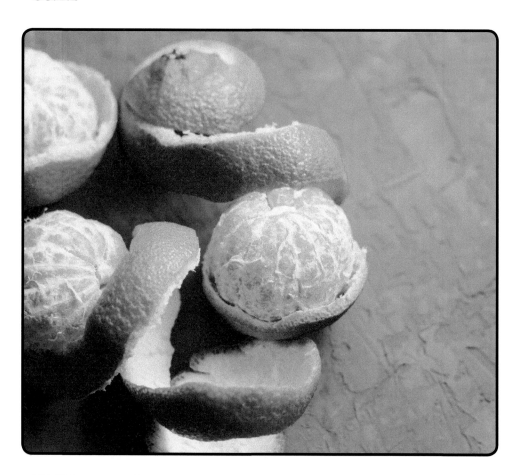

주요성분 : Hesperidin, Pectin, Carotene

한의학적 효능
- (소화기계 건강) 음식을 잘 소화시킨다.
- (위·장 건강) 위와 장(腸胃)의 뭉친 기(체기, 滯氣)를 없앤다.
- (숙취해소) 숙취가 있을 때, 먹으면 빨리 깬다.

한의학적 성질
- 성질이 따뜻하고 맛은 쓰고 매우며 독이 없다.

유래·특징
- 둥글고, 귤보다 크고 향이 있으며, 껍질은 두텁고 주름지어 있다. 8월에 익고 남쪽 지방에서 나는 귤의 일종이다.

* 문헌은 기본적으로 동의보감 (본초)에서 인용하였고, 이외의 문헌만 별도로 표시

대추 대츄

Ziziphus jujuba Mill. var. inermis (Bunge) Rehder

대조(大棗), 건조(乾棗)

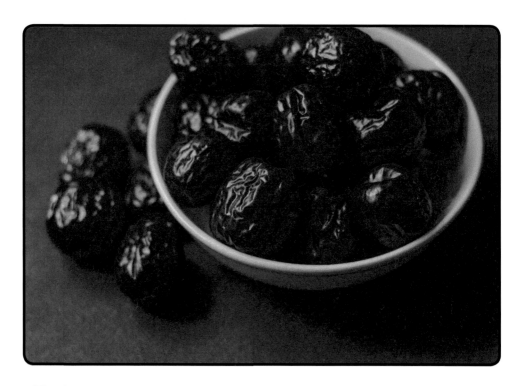

주요성분 : Kaempferol 3-O-robinobioside, Nicotiflorin, Quercetin(Isoquercitrin), Rutin

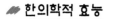 **한의학적 효능**

- (소화기계 건강) 속을 편하게 하고 소화기관(脾)의 기능을 조화롭게 한다.
- (위·장 건강) 위와 장(腸胃)에 영양이 되어 살찌우며 기를 올려준다.
- (면역증진) 온 몸의 장기(五藏)의 영양를 보충해 준다.
- (전해질 균형) 몸의 수액(水液)을 보충하고 소통시켜 준다.
- (뇌 건강) 의지를 강하게 한다.
- (해독) 온갖 약을 조화롭게 한다.
- (혈행개선) 부족한 기운을 보충하고 피를 온몸에 소통시켜 준다.

동의보감 [입문]

🌿 **한의학적 성질**　•성질이 따뜻하고 맛은 달며 독이 없다.

🌿 **가공 방법**　•속살은 몸이 허한 것을 보완하기 때문에 탕에 넣을 때는 모두 쪼개어 넣는다.

🌿 **섭취 방법**

•(소화기계 건강) 소화기관의 영양을 보충하고 속을 편안하게 할 때는 달인 물을 마신다. 또 대추를 삶아서 살만 발라낸 것은 소화를 도우며 환으로 먹을 때 효과가 더 좋다. 동의보감 [탕액]

•(위 건강) 위의 기(氣)를 고르게 하고 위장을 튼튼하게 하려면 자주 먹어도 된다.

•(면역증진) 온몸 장기(五臟)의 영양을 보충할 때는 달여서 마시면 좋다.

•(혈행개선) 온몸의 경락 소통에 도움을 주는 것은 맛이 달아서 기가 부족한 것을 보충하고 피를 부드럽게 하기 때문이며 달여서 늘 마시는 것이 좋다. 동의보감 [탕액]

•(주의사항) 생것으로 먹으면 배에 가스가 차고 설사한다. 많이 먹으면 배에 가스가 차고, 팔다리는 야위며, 춥거나 열이 생긴다.

🌿 **유래·특징**　•마른 대추(乾棗)라고도 한다. 여러 지역에서 자라는데, 8월에 따서 볕에 말린다.

* 문헌은 기본적으로 동의보감 (본초)에서 인용하였고, 이외의 문헌만 별도로 표시

대추 잎 대츄닙

Ziziphus jujuba Mill. var. inermis (Bunge) Rehder

조엽(棗葉)

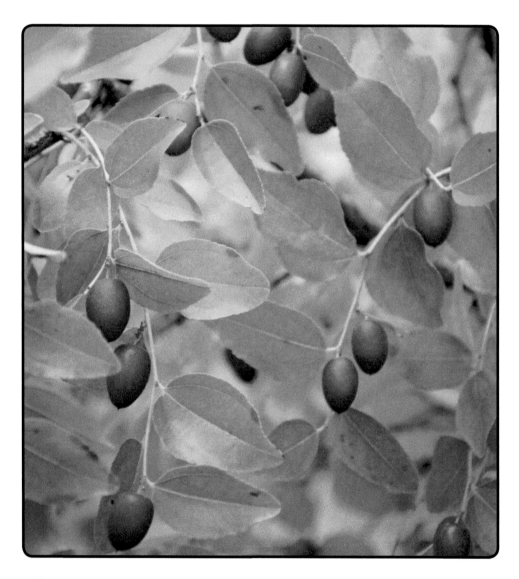

주요성분 : Protopine, Berberine, Cerotin

한의학적 효능
- (항비만) 살이 빠진다.
- (피부 건강) 땀띠에 좋다.

한의학적 성질
- 성질이 따뜻하고 맛은 달며 독이 없다.

가공 방법
- 가루 혹은 즙을 짜서 사용한다.

섭취 방법
- (항비만) 가루내어 복용하면 비만 예방이나 치료에 좋다.
- (피부 건강) 즙을 짜서 땀띠에 문지르면 좋다.

＊문헌은 기본적으로 동의보감 (본초)에서 인용된 것임

대추 씨 조핵중인(棗核中仁)

3년 묵은 핵속의 씨

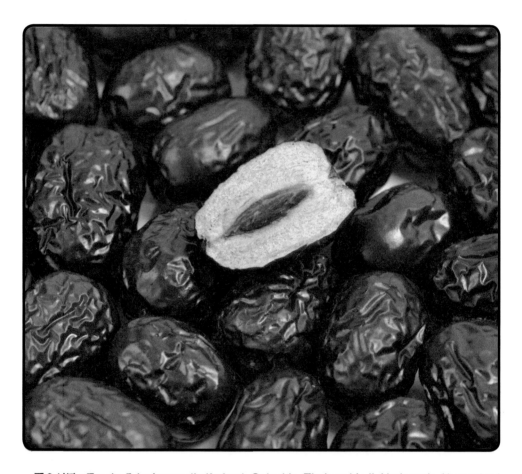

주요성분 : Tannin, 5-hydroxymethylfurfural, Catechin, Zizybeoside II, Naringenin, Kaempferol

한의학적 효능
- (통증개선) 배가 아픈 것을 치료한다.
- (심장 건강) 소아가 별안간 낯선 사람을 보거나, 이상한 소리를 듣거나, 또는 이상한 물체를 보고 놀라서 울며, 심하면 안색까지 변하는 병(객오,客忤)에 주로 쓴다.

한의학적 성질
- 성질이 따뜻하고 맛은 달며 독이 없다.

가공 방법
- 구워서 사용한다.

섭취 방법
- (통증개선) 3년 묵은 씨를 구운 것은 배가 아픈 것을 치료한다.

*문헌은 기본적으로 동의보감 (본초)에서 인용된 것임

포도 보도(葡萄)

Vitis vinifera L.
마유(馬乳), 수정(水晶)

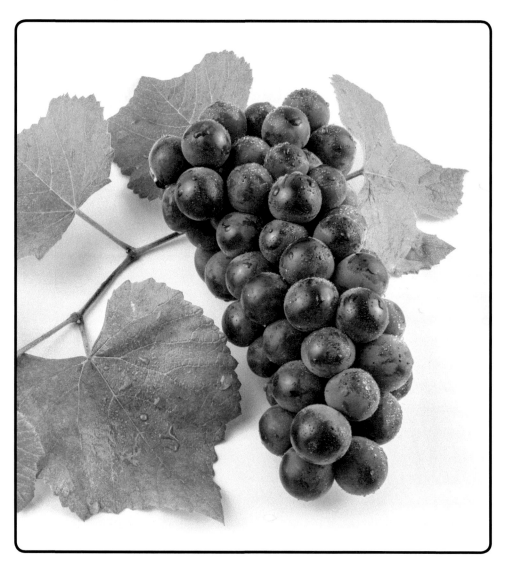

주요성분 : (+)-catechin, Caffeic acid, Chlorogenic acid, Magnesium, Oleic acid, Peonidin 3-O-β-D-Glucoside, Petunidin 3-glucoside, Quercetin, Rutin, Stearic acid, Syringic acid, Kaempferol

한의학적 효능

- (피부 건강) 종기나 두드러기가 곪지 않아 잘 내돋지 않을 때 쓴다.
- (관절 건강) 관절 질환(습비, 濕痺)에 주로 쓴다.
- (남성 생식기 건강) 임질균 감염증을 치료한다.
- (이뇨개선) 소변을 잘 나오게 한다.
- (면역증진) 기(氣)를를 보충하고 의지를 강하게 하며, 몸을 튼튼하게 한다.

한의학적 성질

- 성질이 차거나 뜨겁지 않고 평이하며 맛은 달고 시며 독이 없다.

가공 방법

- 술에 넣고 갈아서 사용한다.

섭취 방법

- (피부 건강) 두드러기 등 피부병이 돋을 때는 포도를 먹으면 가라앉게 된다. 혹은 술에 넣고 갈아서 먹어도 좋다.
- (주의사항) 많이 먹으면 눈이 어두워진다.

유래·특징

- 포도 알은 자주색인 것과 흰 것이 있다. 자주색인 것은 마유(馬乳)라고 하고, 흰 것은 수정(水晶)이라고 한다. 동그란 것도 있고, 씨가 없는 것도 있다. 7월과 8월에 익는데, 북쪽 지방에서 나는 과일 중에 가장 맛있다.

* 문헌은 기본적으로 동의보감 (본초)에서 인용된 것임

머루 뙨멀위

Vitis coignetiae Pulliat ex Planch.
영욱(蘡薁), 산포도(山蒲萄)

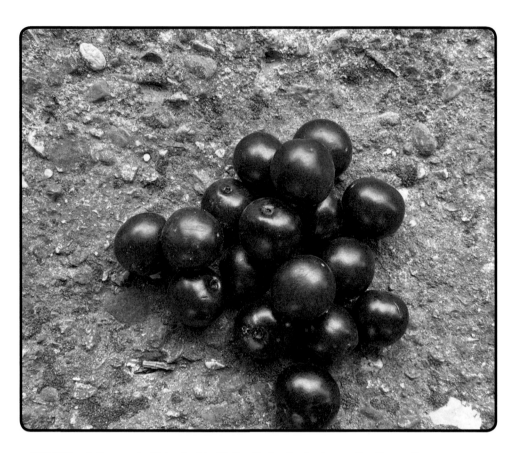

주요성분 : Anthocyanin, Epicatechin, Rutin, Myricetin, Isorhamnetin, Quercetin,
Quercetin-3-D-galactoside

🍂 **한의학적 성질**	• 맛은 시다. `동의보감 [탕심]`
🍂 **가공 방법**	• 술을 빚을 수 있다. `동의보감 [탕심]`
🍂 **유래·특징**	• 열매가 자잘하다. `동의보감 [탕심]` • 산포도(山蒲萄)라고 한다. `동의보감 [탕심]`

* 문헌은 기본적으로 동의보감 (본초)에서 인용하였고, 이외의 문헌만 별도로 표시

밤 율자(栗子)

Castanea crenata Siebold & Zucc.
선율(旋栗)

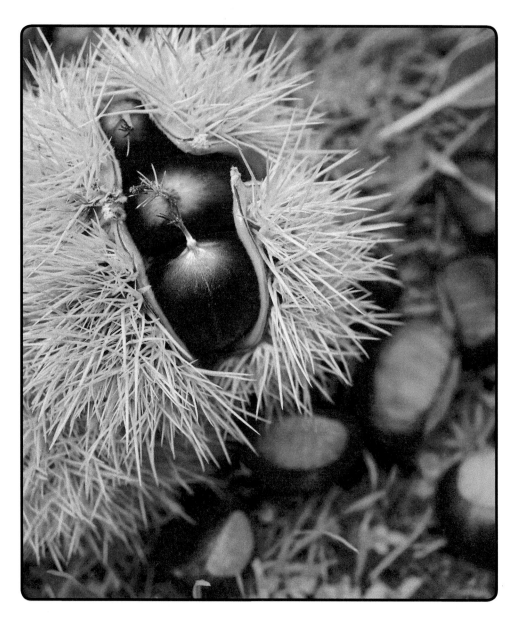

주요성분 : Syringic acid, Vanillic acid, Gentisic acid, Gallic acid, Isochesnatin, Castanin, Isochestanin, Orcinol

🍃 **한의학적 효능**
- (장·위 건강) 기(氣)를 보충하고 위와 장(腸胃)을 튼튼하게 만들어 배고프지 않게 한다.
- (신장 건강) 신장의 기(氣)를 돕는다.
- (관절 건강) 팔, 다리에 통증이 심하고 붓는 각기병(脚氣)을 치료한다.

🍃 **한의학적 성질**
- 성질이 따뜻하고 맛은 짜며 독이 없다.

🍃 **가공 방법**
- 말리려면 볕에 말리는 것이 좋고, 생것으로 보관하려면 젖은 모래 속에 보관하는 것이 좋은데 다음 해 늦은 봄이나 초여름이 되어도 마치 갓 딴 것 같다.

🍃 **섭취 방법**
- (신장 건강) 신장의 기를 보충하거나 신장질환에 좋은데 생밤을 뜨거운 잿불 속에 묻어 완전히 익히지 않을 정도로 구워 늘 먹는 것이 좋다.
- (관절 건강) 자루에 담아서 바람에 말려 매일 10여 개씩 빈속에 먹는다.

🍃 **유래·특징**
- 주변에서 흔하며 9월에 딴다. 과실 중에서 밤이 제일 유익하다.
- 어떤 밤은 꼭대기 부분이 둥글고 끝이 뽀족하다. 이것을 선율(旋栗) 이라고 하는데 모양이 약간 다른 것뿐이다.

＊문헌은 기본적으로 동의보감 (본초)에서 인용된 것임

밤 속껍질 율피(栗皮)

Castanea crenata Siebold & Zucc.

율부(栗扶), 밤의 속껍질

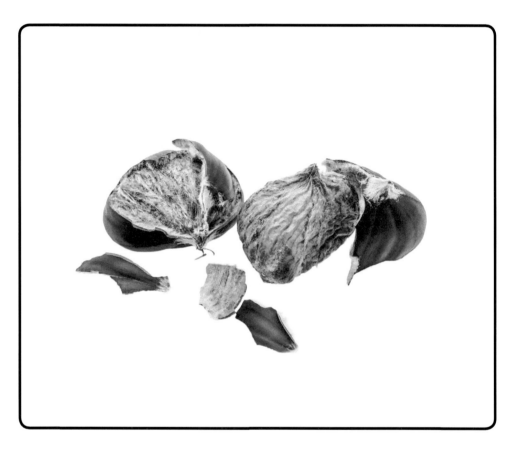

주요성분 : Aspartic acid, Asparagine, Arginine, castacrenin A, Castacrenin B, Castacrenin C, Castacrenin D, Castacrenin E, Castacrenin F, Castacrenin G

🍃 **한의학적 효능** ・(피부 건강) 피부를 탄력 있게 하여 노인의 얼굴 주름살도 펴지게 한다.

🍃 **한의학적 성질** ・성질이 차고 맛은 짜며 독이 없다.

🍃 **가공 방법** ・찧어서 가루 낸다.

🍃 **섭취 방법** ・(피부 건강) 찧어서 가루내어 꿀에 개어 얼굴에 바르면 피부를 탄력 있게 하여 노인의 얼굴 주름살도 펴지게 한다.

🍃 **유래·특징** ・부(扶)라고 하며 밤의 속껍질이다.

＊문헌은 기본적으로 동의보감 (본초)에서 인용된 것임

가운데 밤 율설(栗楔)

Castanea crenata Siebold & Zucc.

밤알 3개 중 가운데 밤

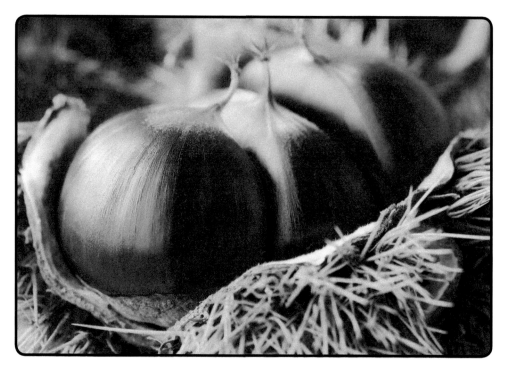

주요성분 : Syringic acid, Vanillic acid, Gentisic acid, Gallic acid, Isochesnatin, Castanin, Isochestanin, Orcinol

한의학적 효능
- (뼈·관절 건강) 근육과 뼈가 아픈 것을 가라앉힌다.
- (항균) 한센병(나병, 癩病)에 좋다.
- (통증개선) 부어서 통증이 있을 때도 좋다.
- 화살촉이나 박힌 가시를 나오게 한다.

한의학적 성질
- 성질이 차고 맛은 짜며 독이 없다.

가공 방법
- 생밤을 찧어서 사용한다.

섭취 방법
- (항균) 한센병(나병, 癩病)에 바르면 좋다.
- (통증개선) 부어서 통증이 있을 때 바르면 좋다.

유래·특징
- 밤송이 하나에 밤알 3개가 들어 있을 때, 그 가운데 밤알을 말한다. 설(楔)이라고도 한다.

* 문헌은 기본적으로 동의보감 (본초)에서 인용된 것임

복분자 나모딸기(覆盆子)

Rubus coreanus Miq.

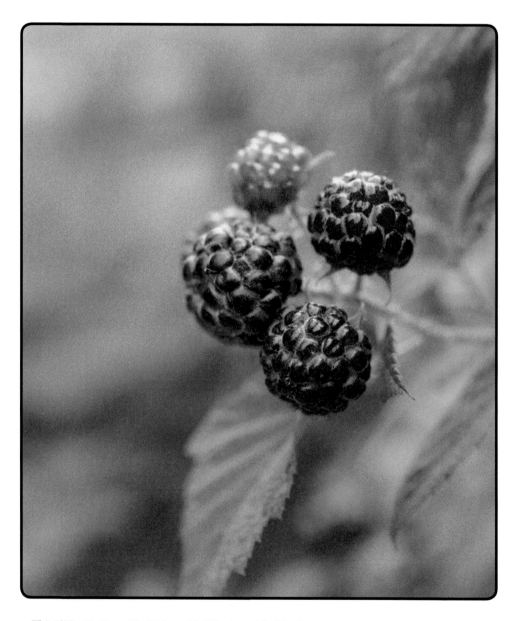

주요성분 : Malic acid, Citric acid, Ellagic acid, 4-hydroxycoumarin

한의학적 효능

- (신장 건강) 남자의 경우 정력(腎精)이 거의 없을 때나 여자의 경우 자식이 없는 때에 주로 쓴다.
- (성기능개선) 남자의 성기를 단단하면서 커지게 한다.
- (간·눈 건강) 간에 영양을 주어 눈을 밝게 한다.
- (면역증진·항비만) 기(氣)를 보충하여 몸을 가볍게 한다.
- (항노화) 머리가 희어지지 않게 한다.
- (피부 건강) 안색을 좋게 한다.

한의학적 성질

- 성질이 평이하고 약간 뜨거우며 맛은 달고 시며 독이 없다.

가공 방법

- 딸 때는 5~6할 정도 익은 것을 따서 볕에 말리고, 사용할 때는 껍질과 꼭지를 제거하고 술에 쪄서 쓴다.

섭취 방법

- (신장 건강) 정력(腎精)이 약하거나 고갈이 되었을 때는 술에 담갔다 쪄서 말리고 가루 낸 것을 분말이나 환으로 만들어 먹는다.
- (성기능개선) 발기가 안될 때에 쓰면 성기가 단단하고 길어진다. 환을 만들어 오래 먹으면 좋다.
- (간·눈 건강) 간에 영양을 주어 눈을 밝게 하는데 가루 내어 먹거나 날 것으로 먹어도 좋다.
- (면역증진) 힘이 2배가 된다고도 하는데 가루내거나 환으로 만들어 먹는다.
- (피부 건강) 안색을 좋게 만드는데 오래 먹어도 좋다.

유래·특징

- 정력(腎精)을 보태주고 소변이 새는 것을 멎게 하여 요강을 엎어놔도 된다고 해서 복분자(覆盆子)라고 이름하였다.
- 5월에 따는데, 주변 여러 곳에서 흔히 있다.

* 문헌은 기본적으로 동의보감 (본초)에서 인용된 것임

산딸기 봉류(蓬蔂)

Rubus idaeus var. microphyllus Turcz.

멍덕딸기

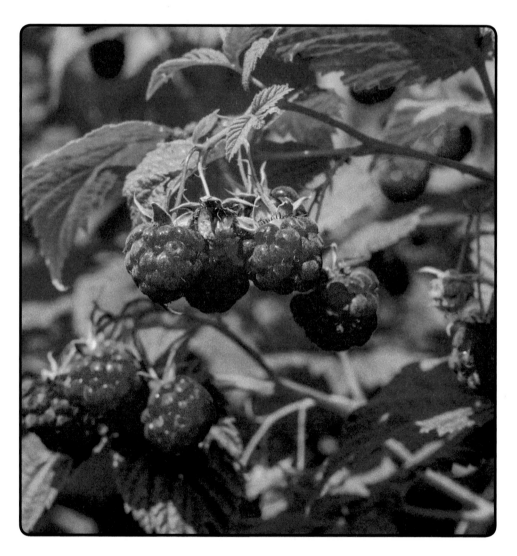

주요성분 : (+)-catechin, (-)-Epicatechin, Astragalin, kaempferol-3-glucoside, Caffeic acid, Chlorogenic acid

🍃 **한의학적 효능**	• (이뇨개선) 소변을 조절한다. `동의보감` `[일용]`
	• (항노화) 흰 머리를 검어지게 한다. `동의보감` `[일용]`
	• (피부 건강) 안색을 좋게 만든다. `동의보감` `[일용]`
🍃 **한의학적 성질**	• 성질이 약간 뜨거우며 맛은 달고 시며 독이 없다.
🍃 **섭취 방법**	• (피부 건강) 안색을 좋게 만드는데 오래 먹어도 좋다.
🍃 **유래·특징**	• 봉류(蓬虆)는 복분자와는 다른 종이다.
	• 덩굴지어 자라는 것이 산딸기이고, 줄기가 곧게 서서 자라는 것이 복분자이다. 둘 다 열매를 사용하는데, 복분자는 좀 더 빨리 익고 작으며, 산딸기는 좀 더 늦게 익고 크다. 이 둘은 모양은 비슷해 보이지만 같은 것이 아니다.

* 문헌은 기본적으로 동의보감 (본초)에서 인용하였고, 이외의 문헌만 별도로 표시

가시연밥 거싀년밤

Euryale ferox Salisb.

검인(芡仁), 계두실(鷄頭實), 계옹(雞雍), 계두(雞頭), 수류황(水硫黃), 가시연 열매

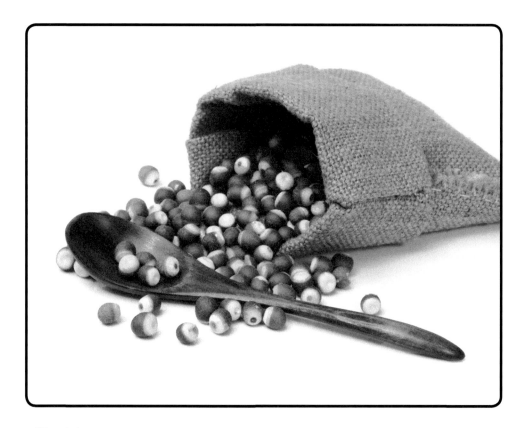

주요성분 : Amylose, Carotene, Niacin

🐟 한의학적 효능

- (신장 건강) 신장의 기(精氣)를 보충하고 의지를 강하게 한다.
  `동의보감 [입문]`
- (성기능개선) 정력에 좋고 새어나가지 않게 한다. `동의보감 [입문]`
- (눈, 귀 건강) 눈과 귀가 밝아지게 한다.
- (항노화) 오래 살게 한다.

🍃 **한의학적 성질**　•성질이 차갑거나 뜨겁지 않고 평이하며 맛은 달고 독이 없다.

🍃 **가공 방법**　•주로 가루내어 사용한다.

🍃 **섭취 방법**
•(신장 건강) 허리가 아플 때는 가루내어 죽을 쑤어 빈속에 먹는다.
　동의보감 [입문]

•(성기능개선) 정력(精氣)에 좋고 새어나가지 않게 만드는데 가루내어 분말이나 환으로 만들거나 죽을 쑤어 먹는다.

•(성기능개선) 가루내어 금앵자를 볶아 낸 즙으로 환을 만든 것을 수륙단(水陸丹)이라고 한다. 정액이 새어 나가는 것을 막을 수 있다.
　동의보감 [일용]

•(심장·눈·귀 건강) 가시연밥죽은 멥쌀 1홉(80g)과 가시연밥 가루 2홉(160g)으로 죽을 쑨 것이다. 빈속에 먹으면 정력(精氣)에 도움이 되고 귀와 눈을 밝게 하며 늙지 않게 한다.

•(항노화) 오래 복용하면 몸이 가벼워지고 배고프지 않으며, 늙지 않아서 신선이 된다고 전해진다.

•(항노화) 연의 과육(果肉)을 섞어 먹는 것이 좋다고 하는데, 가루내어 먹어도 좋다. 오래 살게 하는 약이므로 먹으면 수명이 늘어난다고 한다.
　동의보감 [선방]

🍃 **궁합이 맞는 재료**　•금앵자(金櫻子), 연의 과육(蓮肉)　동의보감 [일용]

🍃 **유래·특징**
•계두실(雞頭實)이라고도 하고 계옹(雞雍)이라고도 하는데, 연못에서 자란다. 잎은 연잎만 한데 주름지고 가시가 있다. 꽃이 주먹만 하면서 닭 머리와 비슷하여 계두(雞頭)라고도 한다. 열매는 석류와 비슷한데, 껍질은 검푸르고 살은 희다.

•수류황(水硫黃)이라고도 한다.　동의보감 [입문]

마름 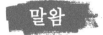 말왐

Trapa japonica Flerow
능인(菱仁), 기실(芰實)

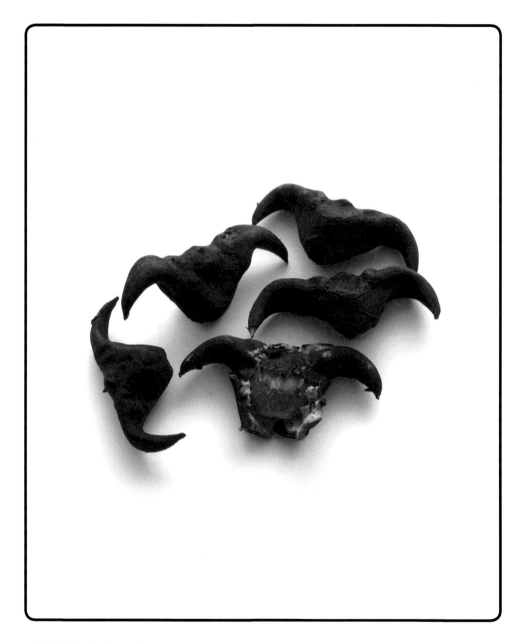

주요성분 : Gallic acid

🌱 **한의학적 효능**
- (소화기계 건강) 속을 편안하게 한다.
- (면역증진) 온 몸의 장기(五藏)의 영양을 보충해 준다.

🌱 **한의학적 성질**
- 성질이 차고 맛은 달며 독이 없다.

🌱 **가공 방법**
- 삶은 것을 가루 낸 것은 매우 희고 매끄럽다.

🌱 **섭취 방법**
- (주의사항) 물에서 나는 열매 중에 이것이 가장 차기 때문에 많이 먹으면 안 된다. 많이 먹으면 배에 가스가 차는데, 이때 생강술(薑酒)을 먹으면 바로 가라앉는다.

🌱 **유래·특징**
- 물에서 자라는데, 잎은 물 위에 떠 있고 꽃은 황백색이다. 열매는 2 종류가 있다. 하나는 뿔이 4개 달려 있고, 또 다른 하나는 뿔이 2개 달려 있다.
- 기실(芰實)이라고도 한다.
- 마름과 가시연밥은 모두 물에서 나지만 마름은 차고 가시연밥은 따뜻한데 마름의 꽃은 해를 등져 피고 가시연꽃은 해를 향해 피기 때문이다. 동의보감 [입문]

*문헌은 기본적으로 동의보감 (본초)에서 인용하였고, 이외의 문헌만 별도로 표시

앵두 이수란

Prunus tomentosa Thunb.
앵도(櫻桃), 함도(含桃)

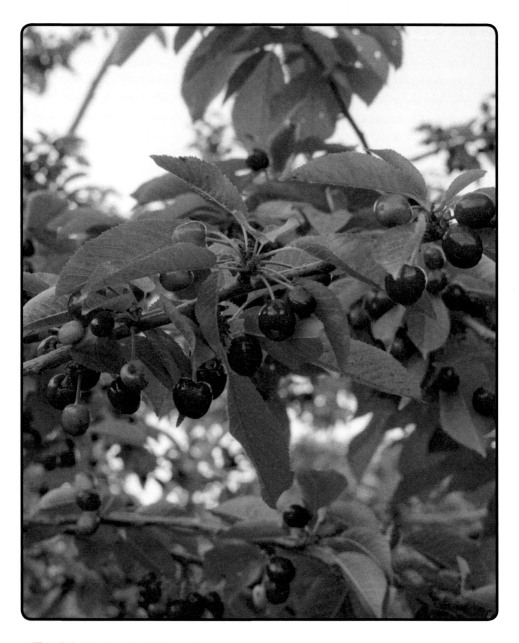

주요성분 : Genkwanin, Sakuranetin

🖋 한의학적 효능
- (소화기계 건강) 주로 속을 조화롭게 하고 소화기관의 기(脾氣)를 보강한다.
- (피부 건강) 안색을 좋게 하고 기분이 좋아지게 한다.
- (장 건강) 먹은 음식이 소화되지 아니하고 그대로 배설되는 설사(水穀痢)를 멎게 한다.

🖋 한의학적 성질
- 성질이 뜨겁고 맛은 달며 독이 없다.

🖋 섭취 방법
- (주의사항) 많이 먹어도 나쁠 것은 없지만, 열이 생길 수 있다.

🖋 유래·특징
- 꾀꼬리가 물고 있고 복숭아와 비슷하여 앵도(櫻桃)라고 하는 것이다.
  동의보감 [입문]
- 과일 중에 가장 먼저 익기 때문에 옛사람들이 이것을 귀하게 여겨 종묘(寢廟)에 바쳤다.
- 함도(含桃)라고도 부른다. 3월말이나 4월초에 익는데, 음력 4월 정양(正陽)의 기를 받아 다른 과일보다 빨리 익기 때문에 성질이 뜨겁다.

* 문헌은 기본적으로 동의보감 (본초)에서 인용하였고, 이외의 문헌만 별도로 표시

매실 미화여름(梅實)

Prunus mume (Siebold) Siebold & Zucc.

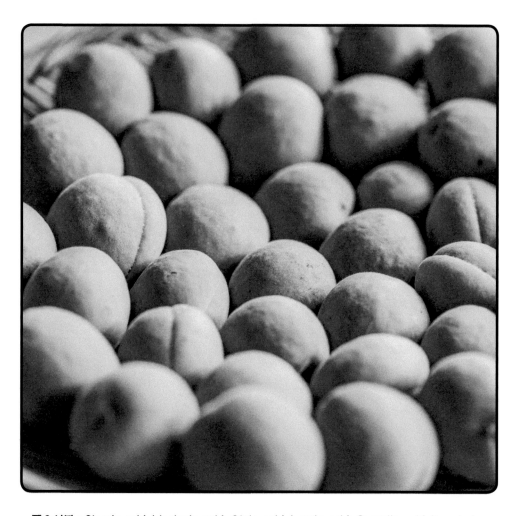

주요성분 : Stearic acid, Linolenic acid, Oleic acid, Lauric acid, Caprylic acid, Isovaleric acid

한의학적 효능
- (해열) 횡격막 상부의 열을 없애며 갈증을 멎게 한다.

한의학적 성질
- 성질이 차갑거나 뜨겁지 않고 평이하며 맛은 시나 독이 없다.

가공 방법
- 쓸 때는 씨를 제거하고 약간 볶아야 한다.

섭취 방법
- (주의사항) 생 매실은 맛이 시고 치아와 뼈에 영향을 줄 수 있기 때문에 많이 먹으면 안 된다.

유래·특징
- 남쪽에서 주로 생산되며 5월에 누런 매실을 딴다.

* 문헌은 기본적으로 동의보감 (본초)에서 인용된 것임

모과 모과

Chaenomeles sinensis Koehne
목과(木瓜)

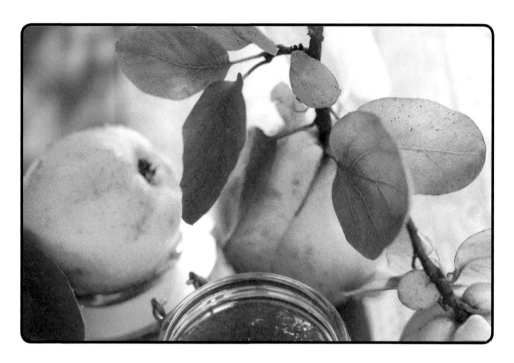

주요성분 : Oleanolic acid, Isozedoarondiol, Isofuranogermacrene, Quercitrin, Quercetin

🍃 한의학적 효능

- (항염증) 급성 위장염(癨亂)으로 토하고 설사하는 것에 주로 쓴다.
- (소화기계 건강) 뱃 속의 기(氣)를 조화롭게 만든다.
- (근력강화) 근육이 뒤틀려 멎지 않을 때 주로 쓴다.
- (관절 건강) 다리와 무릎에 힘이 없는 것을 치료한다.
- (이뇨개선) 다리가 붓거나(脚氣) 온몸이 부었을 때 치료한다.
- (장 건강) 설사 등 세균성 장염(痢疾) 후에 생긴 갈증을 멎게 하며 장의 경련(奔豚)도 치료한다.
- (뼈 건강) 근육과 뼈를 튼튼하게 한다.
- (항당뇨) 당뇨병을 치료한다.
- (위 건강) 구역질을 멎게 한다.
- (호흡기 건강) 폐의 기를 보충하고 습을 제거하여 가래침을 멎게한다.

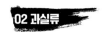

한의학적 성질
- 성질이 따뜻하고 맛은 시며 독이 없다. 동의보감 [본초]

가공 방법
- 쇠에 닿지 않게 해야 하며 칼로 껍질과 씨를 제거하고 얇게 썰어 볕에 말린다. 날 것이나 달여 마신다.

섭취 방법
- (근력강화) 간의 근육과 관련 깊으며 근육 관련 질환을 모두 치료하는데 달여 먹거나 환으로 먹으면 좋다.
- (근력 강화) 급성 위장염(癨亂)으로 구토, 설사, 근이 뒤틀릴 때는 달여 마신다. 가지와 잎도 같은 효과가 있다.
- (관절 건강) 다리가 붓고 통증이 있는 각기병은 모과 1개를 진하게 달여 마신다. 습으로 인한 관절질환과 허리와 다리의 습기를 치료할 때는 달이거나 환, 날 것으로 먹어도 좋다.
- (위 건강) 구역질이 있을 때는 달인 물을 마시는데 생강과 함께 달여 먹으면 더욱 좋다.
- (호흡기, 소화기계 건강) 모과 달인 물은 가래를 치료하고 소화기관에 좋다. 모과를 푹 쪄서 과육을 발라 낸 후, 갈고 찧어 체에 걸러서 찌꺼기는 버린다. 여기에 졸인 꿀 · 생강즙 · 죽력을 적당히 넣고 고르게 저은 후 졸인다. 큰 수저로 1술씩 하루에 3~4번 씹어 먹는다. 동의보감 [속방]
- (주의사항) 치아와 뼈를 상하게 하니 많이 먹으면 안 된다.

궁합이 맞는 재료
- 생강(生薑), 죽력(竹瀝)

유래 · 특징
- 나무 열매가 박같이 생겼는데, 좋은 과일이다. 동의보감 [입문]
- 남방에서 자란다. 나뭇가지는 사과나무와 비슷하고, 꽃에는 씨방이 달리며, 모양이 과루인같이 생겼다. 불에 말리면 매우 향기롭고 9월에 딴다.
- 열매는 작은 박만 하고 신맛이 난다.

* 문헌은 기본적으로 동의보감 (본초)에서 인용하였고, 이외의 문헌만 별도로 표시

명자 명자(榠樝) *Chaenomeles speciosa Nakai*

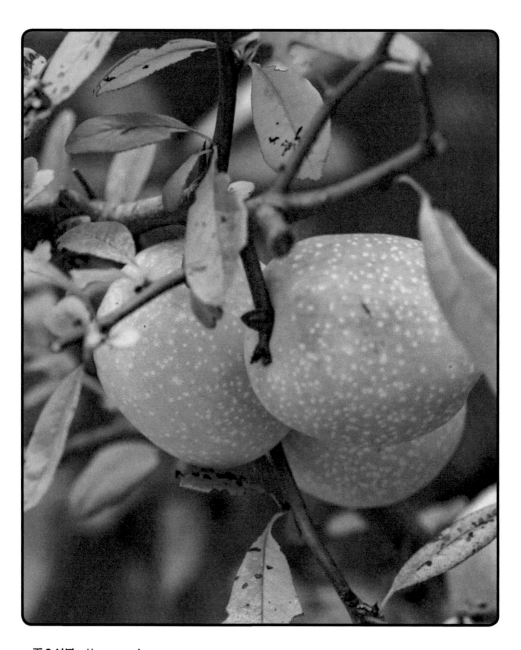

주요성분 : Mecocyanin

한의학적 효능
- (호흡기 건강) 가래를 제거한다.
- (항염증) 구토와 설사를 동반한 급성 위장염(癨亂)을 치료한다.
- (소화기계 건강) 메스꺼움(惡心)과 구토를 없애며 음식물을 소화시킨다.
- (숙취해소) 술독을 풀어준다. 특히 술로 인한 가래를 제거하며 술을 먹을 수 있게 만든다.

한의학적 성질
- 성질이 따뜻하고 맛은 시다.

가공 방법
- 생과로 먹거나 달여서 사용한다.

섭취 방법
- (소화기계 건강) 속이 메슥거리는 것과 헛구역질을 없앨 때는 달여서 먹는다.
- (호흡기 건강) 가래를 없애 주는데 자주 씹어 먹으면 묘하게 효과가 좋다.

유래·특징
- 모양이 모과와 매우 비슷하되, 약간 작다. 꼭지 사이에 젖꼭지 같은 겹꼭지가 있는 것이 모과이고, 없는 것이 명자이다. 명자의 효능은 모과와 대동소이하다.

* 문헌은 기본적으로 동의보감 (본초)에서 인용된 것임

감 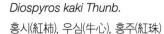 감

Diospyros kaki Thunb.
홍시(紅柿), 우심(牛心), 홍주(紅珠)

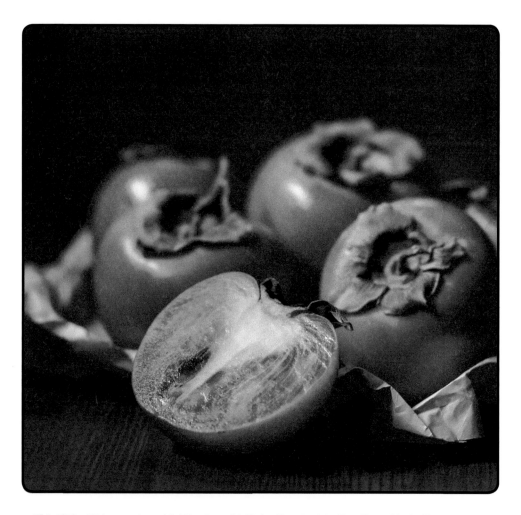

주요성분 : Chlorogenic acid, Ellagic acid, Epigallocatechin, Ferulic acid, Gallic acid, Isoquercitrin, Quercetin, Rutin, β-Carotene, leucine, p-coumaric acid, para-coumaric acid

한의학적 효능
- (심장 건강) 심장의 열을 내리며 부드럽게 해준다.
- (위 건강) 위의 열을 내리며 식욕을 돋군다.
- (호흡기 건강) 폐가 위축된 증상을 치료하여 부드럽게 해준다.
- (숙취해소) 술로 인한 열독을 풀어준다.
- (지혈) 피 토하는 것도 치료한다.
- (해열) 입 마른 것을 멎게 한다.

한의학적 성질
- 성질이 차고 맛은 달며 독이 없다.

섭취 방법
- (해열) 갈증을 멎게 하는 데는 홍시를 먹는다.

궁합이 맞지 않는 재료
- 게와 함께 먹으면 안 된다. 먹으면 배가 아프고 토하며 설사하게 한다.
- 술 마실 때는 먹으면 안 된다. 술과 함께 먹으면 심장 통증을 일으키고 쉽게 취하게 한다.

유래·특징
- 감은 붉은색 과일이기 때문에 우심(牛心) · 홍주(紅珠)라고도 부른다. 동의보감 [입문]
- 남방에서 나며 물렁물렁하게 익은 것이 홍시이다.
- 감나무는 7가지 좋은 점이 있다. 첫째는 오래 사는 것이고, 둘째는 그늘이 많은 것이며, 셋째는 새집이 없는 것이고, 넷째는 벌레가 좀먹지 않는 것이며, 다섯째는 서리맞은 잎이 예쁘다는 것이고, 여섯째는 열매가 아름답다는 것이며, 일곱째는 낙엽이 크다는 것이다. 감은 처음에는 녹색으로 쓰고 떫다가 익으면 붉어지면서 떫은맛이 저절로 없어진다.

* 문헌은 기본적으로 동의보감 (본초)에서 인용하였고, 이외의 문헌만 별도로 표시

고욤 유자(柚子) *Diospyros lotus L.*

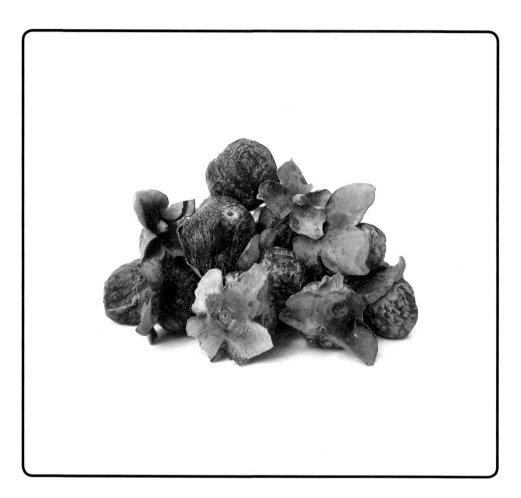

주요성분 : Beulinic acid, Ursolic acid, Maslinic acid, Lupeol, Betulin, Uvaol, Vitamin C,
Taraxerone

한의학적 효능   •(호흡기 건강) 기침을 멎게 한다.

한의학적 성질   •성질이 아주 차고 껄끄럽다.

섭취 방법   •(호흡기 건강) 고욤의 꼭지는 기침을 멎게 한다. 동의보감 [입문]

•(주의사항) 성질이 매우 차서 많이 먹으면 안된다. 동의보감 [입문]

*문헌은 기본적으로 동의보감 (본초)에서 인용하였고, 이외의 문헌만 별도로 표시

먹감 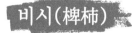 비시(椑柿)

Diospyros kaki Thunb.
검푸른 감

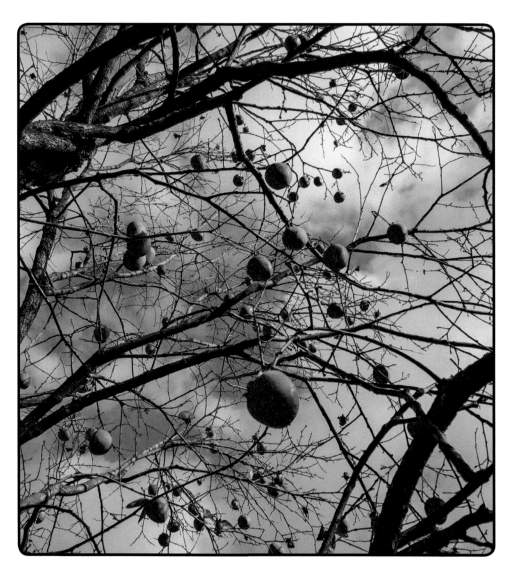

주요성분 : Chlorogenic acid, Ellagic acid, Epigallocatechin, Ferulic acid, Gallic acid, Isoquercitrin, Quercetin, Rutin, Zeaxanthin, β-Carotene, leucine, p-coumaric acid

한의학적 효능
- (숙취해소) 술로 인한 독을 풀어준다. 동의보감 [입문]
- (호흡기·심장 건강) 심장과 폐의 기능을 원활하게 만든다. 동의보감 [입문]
- (소화기계 건강) 위의 열을 없앤다. 동의보감 [입문]
- (해열) 갈증을 멎게 한다. 동의보감 [입문]

한의학적 성질
- 성질이 차고 맛은 달며 독이 없다. 동의보감 [입문]

유래·특징
- 검푸른 색깔의 감이다.
- 홍시와는 다른 종류이며 홍시보다 성질이 더 차다(冷). 동의보감 [입문]

* 문헌은 기본적으로 동의보감 (본초)에서 인용하였고, 이외의 문헌만 별도로 표시

비파 잎 비파엽(枇杷葉)

Eriobotrya japonica (Thunb.) Lindl

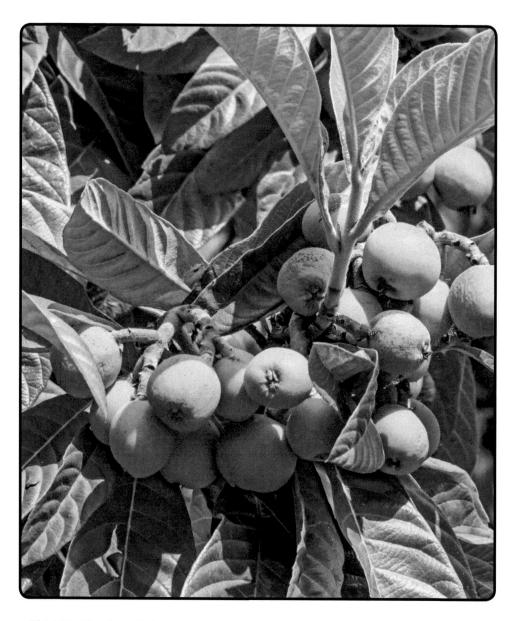

주요성분 : Ursolic acid, Oleanolic acid, Amygdalin

한의학적 효능
- (호흡기·위 건강) 주로 기침과 음식이 소화되지 않아 내려가지 않는 것을 치료한다.
- (해열) 주로 갈증을 치료한다.
- (호흡기 건강) 폐의 기(肺氣)를 조절한다.
- (위 건강) 위(胃)가 차서 구토하고 딸꾹질 하는 것에 쓴다.

한의학적 성질
- 성질이 차거나 뜨겁지 않고 평이하며 맛은 쓰며 달고 독이 없다.

가공 방법
- 4월에 잎을 따서 볕에 말린다. 불에 그을린 후에 베로 잎 위에 있는 황색의 털을 모두 닦아내야 한다. 이렇게 하지 않으면 털이 폐에 들어가 계속 기침하게 된다.

유래·특징
- 남쪽 지역에서 자란다. 나무 높이는 1장(3m) 남짓하고, 잎은 당나귀 귀만 하고 뒷면에 털이 있다.

* 문헌은 기본적으로 동의보감 (본초)에서 인용된 것임

비파 열매 비파실(枇杷實)

Eriobotrya japonica (Thunb.) Lindl

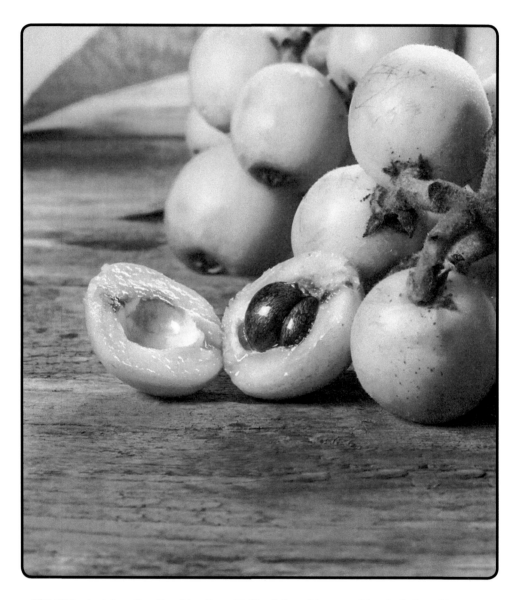

주요성분 : Arginine, Creatine, Ursolic acid, Maslinic acid, ɤ-guanidonobutyric acid, Guanidinoacetic acid

한의학적 효능
....

• (호흡기 건강) 폐(肺) 질환을 치료한다.

• (전해질 균형) 온 몸에 영양이 골고루 미치도록 한다.

• (장 건강) 기를 내려 변비를 치료한다. 동의보감 [입문]

한의학적 성질
....

• 성질이 차고 맛은 달며 독이 없다. 동의보감 [입문]

* 문헌은 기본적으로 동의보감 (본초)에서 인용하였고, 이외의 문헌만 별도로 표시

리치 여지(荔枝) *Litchi chinensis Sonn.*

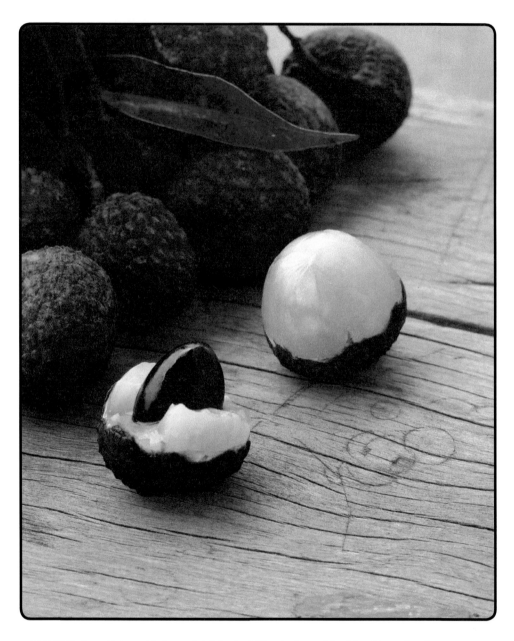

주요성분 : Levulinic acid, Geraniol, Linalool, Terpinolene, Linalyl oxide, ɣ-terpinene

한의학적 효능
- (뇌 건강) 정신을 맑게 하며 지혜롭게 한다.
- (스트레스개선) 답답하고 목마른 것을 멎게 한다.
- (피부 건강) 안색을 좋게 만든다.

한의학적 성질
- 성질이 약간 따뜻하고 맛은 달며 시고 독이 없다.

섭취 방법
- (주의사항) 많이 먹으면 열이 나는데, 꿀물을 마시면 풀린다.

유래·특징
- 중국 사천·운남 지방에서 난다. 열매는 계란만 한데, 껍질이 붉은 비단무늬 같이 붉다. 살은 수정 같은 청백색인데, 꿀같이 달고 맛있다. 또한 씨는 연자심 같고, 살은 지방같이 희고 달며, 과즙이 많다고도 한다.
- 열매가 맺혔을 때 가지는 연약해도 꼭지가 단단해서 손으로는 따지 못하고 칼이나 도끼로 그 가지를 쳐서 자르기 때문에 여지(荔枝)라고 한다.

* 문헌은 기본적으로 동의보감 (본초)에서 인용된 것임

용안 과육 용안육(龍眼肉)

Dimocarpus longan Loureiro

원안(圓眼), 익지(益智), 여지노(荔枝奴), 용안의 과육

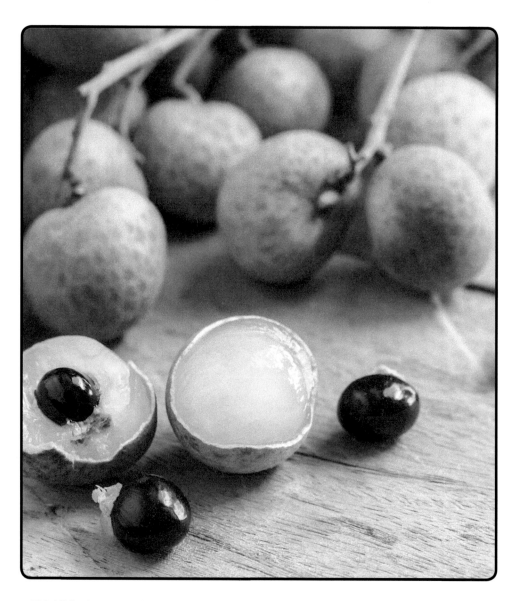

주요성분 : Choline, Adenine

한의학적 효능
- (항염증) 주로 오장의 나쁜 기운(邪氣)을 없애는데 주로 쓴다.
- (항우울) 마음을 편안하게 한다.
- (살충) 기생충을 죽인다.
- (소화기계 건강) 소화기관과 관련되어 있으며 지혜롭게 할 수 있다.

한의학적 성질
- 성질이 차거나 뜨겁지 않고 평이하며 맛은 달고 독이 없다.

유래·특징
- 리치와 마찬가지로 서남 지방에서 난다. 빈랑과 비슷한데 조금 작다. 살은 여지보다 적지만 맛이 달아서 먹을 만하다.
- 용의 눈알처럼 생겨서 용안(龍眼)이라고 이름하였다. 동의보감 [입문]
- 원안(圓眼) 또는 익지(益智)라고도 한다. 생것으로 먹으면 리치보다 맛이 못하여 여지노(荔枝奴)라고도 한다. 동의보감 [식물]

* 문헌은 기본적으로 동의보감 (본초)에서 인용하였고, 이외의 문헌만 별도로 표시

복숭아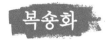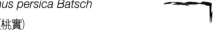

Prunus persica Batsch

도실(桃實)

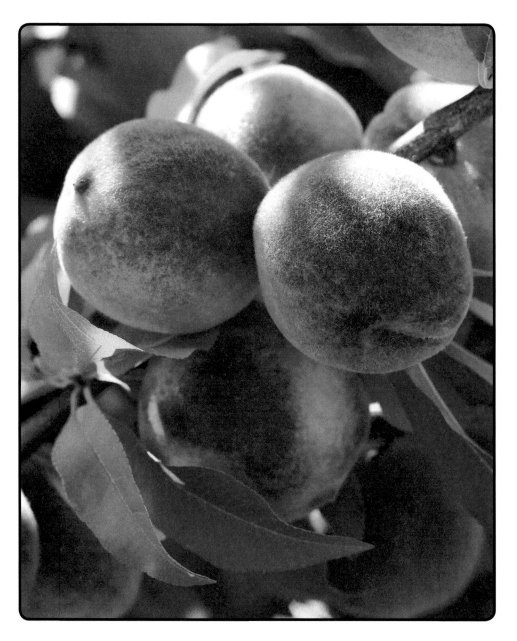

주요성분 : Pectin, Tartaric acid, Malic acid

한의학적 효능	• (피부 건강) 안색을 좋게 만든다.
	• (호흡기 건강) 폐(肺) 질환에는 반드시 먹어야 한다.
한의학적 성질	• 성질이 뜨겁고 맛은 시며 약간 독이 있다.
유래·특징	• (피부 건강) 안색을 좋게 하지만, 많이 먹으면 열이 난다.

* 문헌은 기본적으로 동의보감 (본초)에서 인용된 것임

복숭아 꽃 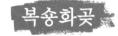 *Prunus persica Batsch*

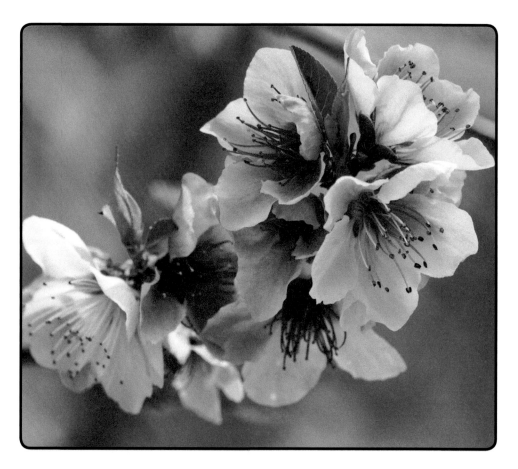

주요성분 : Kaempferol, Albamyricetin

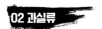

한의학적 효능
- (이뇨개선) 요로 결석(石淋)을 깨뜨리고 대·소변을 잘 나오게 한다.
- (살충) 기생충을 죽인다.
- (피부 건강) 안색을 좋게 한다.
- (항암) 몸 안에 쌓인 기가 뭉친 덩어리(積聚)를 깨뜨린다.
- (항염증) 종기를 치료한다. 동의보감 [의설]

한의학적 성질
- 성질이 차갑거나 뜨겁지 않고 평이하며 맛은 쓰고 독이 없다.

가공 방법
- 꽃이 떨어질 무렵 모아 그늘에서 말린다. 동의보감 [의설]
- 3월 3일에 꽃을 따서 그늘에 말리되, 겹꽃은 쓰면 안 된다.

섭취 방법
- (이뇨개선) 대·소변을 잘 나오게 하려면 꽃이 떨어질 때 모아 그늘에 말려 가루내고 물에 타서 먹거나 전병을 만들어 먹는다. 동의보감 [자화방]
- (피부 건강) 안색을 좋게 하고 얼굴을 윤택하게 할 때는 술에 담갔다가 마시면 좋다.
- (항암) 복숭아 꽃이 떨어질 무렵 모아 그늘에서 말린다. 이것을 밀가루와 반죽해 떡처럼 만들고, 이것을 태워 빈속에 복용하면 몸 안에 쌓인 기로 인하여 덩어리가 생기고 아픈 증상(積聚)을 없애준다. 동의보감 [의설]
- (항염증) 얼굴에 생긴 종기로 누런 물이 나올 때는 복숭아꽃을 가루내어 1돈(3g)씩 하루에 3번 물에 타 마신다.

* 문헌은 기본적으로 동의보감 (본초)에서 인용하였고, 이외의 문헌만 별도로 표시

복숭아 꽃받침 도화악(桃花萼)

Prunus persica Batsch

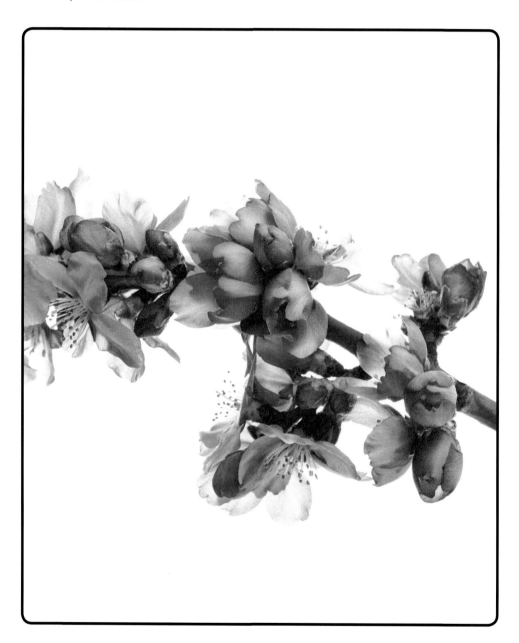

한의학적 효능
- (항암) 몸 안에 쌓인 기가 뭉친 덩어리(積聚)를 깨뜨린다.
- (장 건강·이뇨개선) 대·소변이 잘 나오게 한다.

한의학적 성질
- 성질이 차갑거나 뜨겁지 않으며 평이하고 맛은 쓰며 독이 없다.

섭취 방법
- (항암, 장 건강) 몸 안의 덩어리(積聚)를 깨뜨리고 대·소변을 원활히 하고 싶으면 꽃이 떨어질 때 꽃받침을 따서 밀가루와 섞어 전병(燒餅)을 만들어 먹는다. 동의보감 [본초] 동의보감 [자화]

* 문헌은 기본적으로 동의보감 (본초)에서 인용하였고, 이외의 문헌만 별도로 표시

도효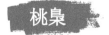

Prunus persica Batsch
귀촉루(鬼髑髏), 12월~1월에 딴 복숭아

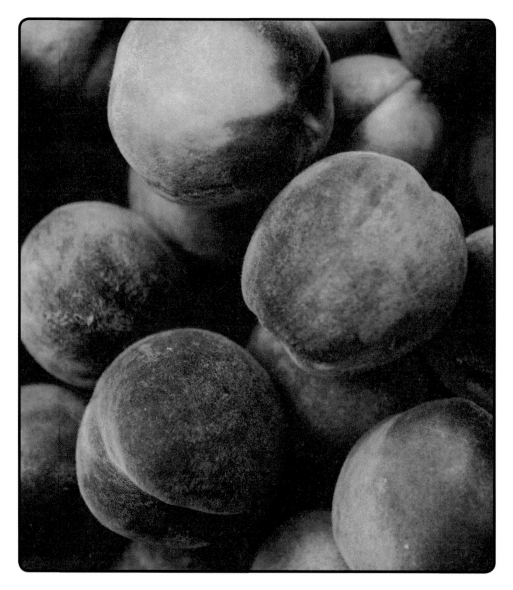

주요성분 : Triolein, N-Acetyl glucosamine, γ-Guanidinobutyric acid, N-Acetyl galactosamine, N-α-Acetyl-L-arginine

🍃 **한의학적 효능**	• (항염증) 주로 온갖 나쁜 기운(염증)을 없앤다. • (통증개선) 명치(위)가 아픈 것을 치료한다. • (혈행개선) 몸 안에 뭉친 나쁜 피를 풀어준다.
🍃 **한의학적 성질**	• 성질이 약간 따뜻하고 맛은 쓰다.
🍃 **가공 방법**	• 술에 버무려 찐 후, 깎아 과육을 불에 쬐어 말려서 쓴다. 동의보감 [입문]
🍃 **섭취 방법**	• (항염증) 온갖 나쁜 기운(염증)을 없앨 때 가루내어 따뜻한 술에 타서 먹는다.
🍃 **유래·특징**	• 도효(桃梟)라고도 하는데, 정월에 따며 속이 튼실한 것이 좋다. 12월에 딴다고도 한다. • 귀촉루(鬼髑髏)라고도 한다. 겹꽃 복숭아나무의 열매가 떨어지지 않고 마른 것이다. 12월에 따는데, 아주 신통한 효과가 있다.

* 문헌은 기본적으로 동의보감 (본초)에서 인용하였고, 이외의 문헌만 별도로 표시

도노 桃奴

Prunus persica Batsch

겨우내 나무에 달라붙어 말라 비틀어진 복숭아

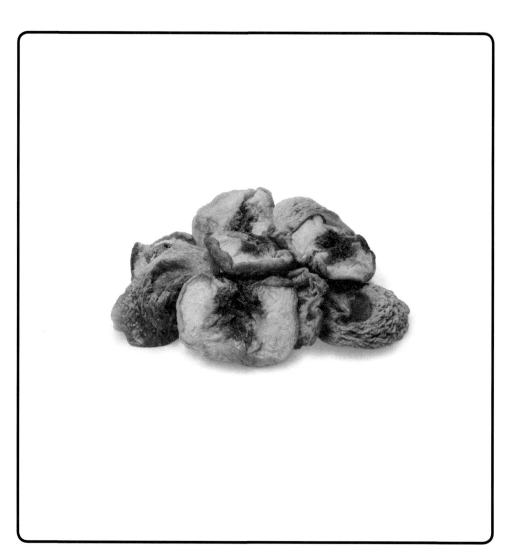

주요성분 : Triolein, N-Acetyl glucosamine, ɤ-Guanidinobutyric acid, N-Acetyl galactosamine, N-α-Acetyl-L-arginine

한의학적 효능
- (심장 건강) 심장 통증 및 지나치게 놀라 정신을 잃은 주심통(疰心痛)을 치료한다. 동의보감 [의감]
- (혈행개선) 기가 명치(위) 끝에 뭉친 증상인 복량(伏梁)을 치료한다.

한의학적 성질
- 성질이 약간 따뜻하고 맛은 쓰다.

가공 방법
- 가루내어 사용한다. 동의보감 [본초] 동의보감 [의감]

섭취 방법
- (심장 건강) 심장통과 주심통이 있을 때 도노를 가루내어 2돈(6g)씩 데운 술로 빈속에 먹는데 이것을 반도주(蟠桃酒)라 한다. 동의보감 [의감]
- (혈행개선) 기가 명치 끝에 뭉친 증상(伏梁)일 때 도노 3냥(90g)을 가루내어 술에 2돈(6g)씩 타서 빈속에 먹는다.

유래·특징
- 도노(桃奴)라고도 하며 복숭아 열매가 마른 상태에서 나무에 달라붙어 겨울 동안 떨어지지 않은 것을 말한다.

* 문헌은 기본적으로 동의보감 (본초)에서 인용하였고, 이외의 문헌만 별도로 표시

살구 살고

Prunus armeniaca var. ansu Maxim.
행실(杏實)

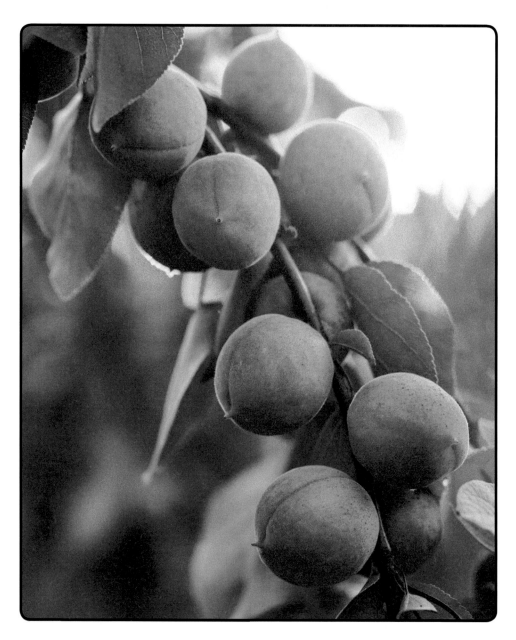

주요성분 : Amygdalin, Prunasin, Estrone, Prunasin, Amanidin, Benzaldehyde

한의학적 효능 •(심장 건강) 심장병에 먹으면 좋다.

한의학적 성질 •성질이 뜨겁고 맛은 시다.

섭취 방법 •(주의사항) 많이 먹으면 정신이 흐려지고 근육과 뼈를 손상시킨다.

* 문헌은 기본적으로 동의보감 (본초)에서 인용된 것임

석류 셕뉴(石榴)

Punica granatum L.

삼시주(三尸酒)

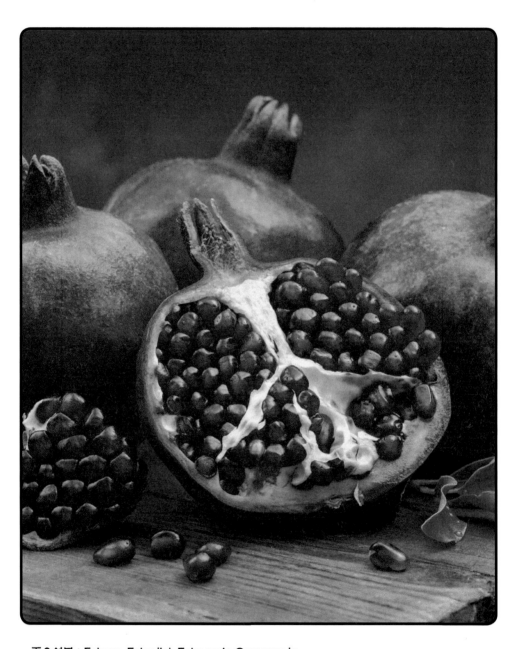

주요성분 : Estrone, Estradiol, Estrogenic Compounds

한의학적 효능 • (해열) 주로 목구멍이 마르고 갈증에 쓴다.

한의학적 성질 • 성질이 따뜻하고 맛은 달고 시며 독이 없다.

섭취 방법 • (주의사항) 많이 먹으면 치아 및 폐를 손상시킨다.

유래·특징 • 석류는 도가에서 삼시주(三尸酒)라고 부르는 것이다. 인체 내에
있으면서 수명, 질병, 욕망 등을 좌우하는 세가지 벌레인 삼시(三尸)가 이
과일을 먹으면 취한다고 한다.
• 남방에서 나는데, 8~9월에 열매를 딴다. 열매는 단 것과 신 것 2가지가
있는데, 단 것은 식용으로 쓰고 신 것은 약에 넣는다.

* 문헌은 기본적으로 동의보감 (본초)에서 인용된 것임

배 리(梨)

Pyrus pyrifolia var. culta (Makino) Nakai

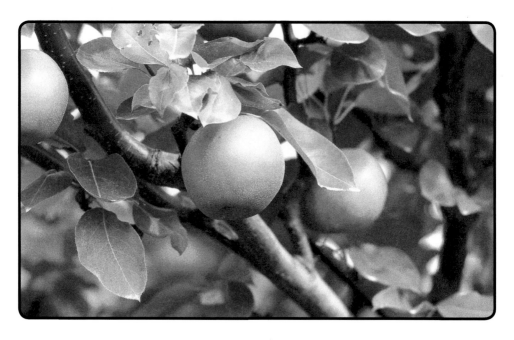

주요성분 : 3-O-cis-caffeoylbetulinic acid, 3-O-trans-caffeoylbetulinic acid,
3-O-trans-caffeoyloleanolic acid, Apigenin-7-O-glucoside, Chlorogenic acid,
Isorhamnetin 3-O-galactoside, Quinic acid, Rutin, p-coumaric acid

한의학적 효능

- (해열) 몸이 허약해 생긴 열을 없앤다.
- (호흡기 건강) 열로 인해 가슴이 답답한 것을 없애며 기침과 가래를 없앤다.
- (항염증) 열로 인한 감기(풍열, 風熱)를 없앤다.
- (숙취해소) 갈증에 좋은데, 술로 인한 갈증에 더 좋다.
- (항당뇨) 당뇨병을 치료한다.
- (신경보호) 중풍으로 목소리가 나오지 않아서 말을 하지 못하는 데 주로 쓴다.
- (심장 건강) 심장의 열로 어지럽고 답답한 것을 치료한다.

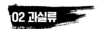

한의학적 성질

•성질이 차고 서늘하며 맛은 달고 약간 시며 독이 없다.

가공 방법

•생것을 찧어서 낸 즙, 달이거나 굽거나 찐다.

섭취 방법

•(해열) 몸이 허약해 생긴 열과 가슴이 답답할 때는 자주 먹으면 좋다.
•(호흡기 건강) 열로 인해 갑자기 기침이 생기면 배 1개에 50개의 구멍을 뚫으며 구멍마다 후추 1알씩을 넣고 밀가루로 감싸서 잿불에 충분히 구운 뒤 식혀서 후추를 빼고 먹는다.
•(호흡기 건강) 기침으로 가슴이 답답한 증상(흉비, 胸痞)이 생겼을 때는 씨를 뺀 배(설리, 雪梨)에 꿀을 넣고 푹 찐 후에 식혀서 먹는다. `동의보감 [입문]`
•(호흡기 건강) 가래(痰)로 기침하고 숨을 헐떡일 때는 배의 씨를 파내고, 꿀을 넣은 뒤 잿불에 구워먹는다. `동의보감 [의감]`
•(항염증) 열로 인한 감기로 아픈 사람은 갯수에 상관없이 먹는데 열흘 만에 좋아진다.
•(항염증) 열로 인한 감기로 가슴이 답답할 때는 배 3개를 썰어서 설탕 0.5냥(15g)과 함께 물에 달여 아무 때나 먹는다. `동의보감 [유취]`
•(항당뇨) 당뇨병에는 배를 깎아서 늘 먹으면 심장 열로 인한 갈증을 치료하는 데 가장 좋다.
•(신경보호) 중풍으로 목소리가 나오지 않아서 말을 하지 못할 때 생것을 찧어서 낸 즙을 하루에 2번 1홉(180㎖)씩 마신다.
•(주의사항) 많이 먹으면 배가 차가운 증상이 생기며 쇠붙이에 다친 상처가 있을 때나 임신부는 더욱 먹으면 안 된다.

유래·특징

•주변에 흔히 있다.

*문헌은 기본적으로 동의보감 (본초)에서 인용하였고, 이외의 문헌만 별도로 표시

능금 님금(林檎)

Malus asiatica Nakai.

내금(來禽)

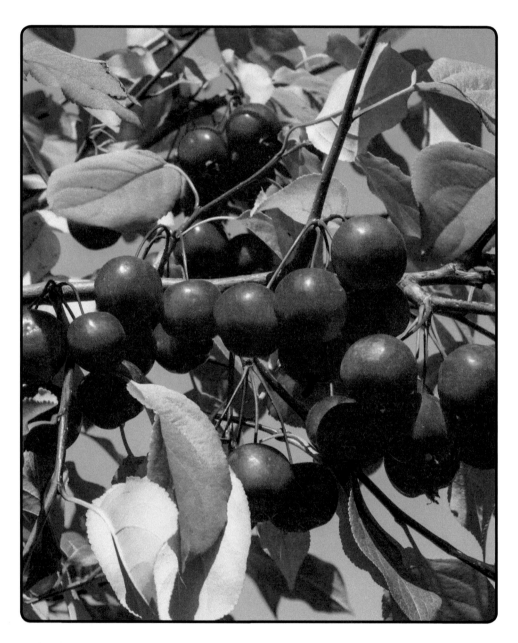

주요성분 : Folic acid

🌿 **한의학적 효능**
- (항당뇨) 당뇨병을 치료한다.
- (통증개선) 심한 설사와 구토를 동반한 급성 위장염(癨亂)으로 배가 아픈 것을 치료한다.
- (항염증) 설사 등 세균성 장염(痢疾)을 멎게 한다.
- (호흡기 건강) 가래를 없앤다.
- (수면개선) 불면증을 치료한다.

🌿 **한의학적 성질**
- 성질이 따뜻하고 맛은 시고 달며 독이 없다.

🌿 **가공 방법**
- 절반 정도 익은 것은 맛이 쓰고 떫어서 약에 넣어 사용한다. 물렁할 정도로 익으면 이런 맛이 없어진다.

🌿 **섭취 방법**
- (항염증) 푸른 것은 급성 위장염(癨亂)으로 토하고 설사하는 것을 치료하며 삶아서 즙을 내어 마시거나 씹어서 먹기도 한다.
- (수면개선) 불면증일 때는 많이 먹으면 잠을 잘 자게 된다.
- (주의사항) 맛이 달고 떫은 건 많이 먹으면 안 되며 자꾸 잠이 오며 가래와 종기가 생길 수 있다.

🌿 **유래·특징**
- 나무는 사과와 비슷하고, 열매도 사과처럼 둥글며, 6월과 7월에 익는다. 내금(來禽)이라고도 한다.

* 문헌은 기본적으로 동의보감 (본초)에서 인용된 것임

자두 오얏

Prunus salicina L.
자두(李實), 이자(李子)

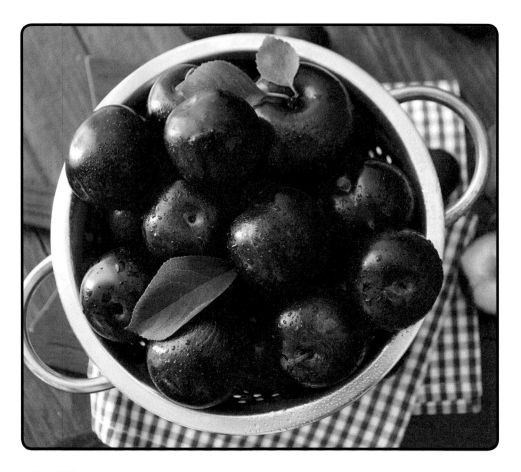

주요성분 : Neochlorogenic acid, Rutin, Anthocyanin

한의학적 효능	• (관절 건강) 관절 사이의 열을 없앤다.
	• (면역증진) 기를 보강한다.
	• (간 건강) 간 관련 질환에 좋다.
한의학적 성질	• 맛이 단 것은 식용으로 쓰고 맛이 쓴 것은 약으로 사용한다.
섭취 방법	• (면역증진) 기를 보강할 때 많이 먹으면 안된다.
	• (간 건강) 간 관련 질환에는 반드시 먹어야 한다.
유래·특징	• 오얏나무 열매로 자두를 말한다.

* 문헌은 기본적으로 동의보감 (본초)에서 인용된 것임

호두 당츄조

Juglans regia L

호도(胡桃)

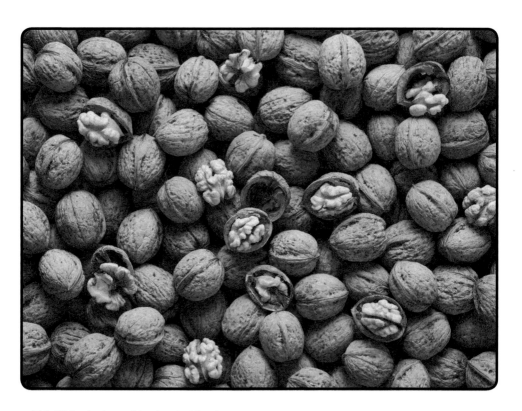

주요성분 : Juglone, Plumbagin, Tannin

한의학적 효능
- (혈행개선) 온몸의 경락을 소통시켜 혈관을 부드럽게 해준다.
- (면역증진) 살 찌고 튼튼하게 한다.
- (호흡기 건강) 천식을 치료한다.
- (신장 건강·항노화) 신장의 기를 북돋우며 허리가 아픈 것을 완화시키며 모발을 검게 만든다.

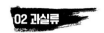

한의학적 성질
- 성질이 뜨겁고 맛은 달며 독이 없다.

가공 방법
- 끓인 물에 담가 호두살을 싸고 있는 얇은 막을 제거하고 쓴다.

섭취 방법
- (항노화) 바깥의 푸른 껍질과 올챙이를 섞어 진흙처럼 만든 것을 흰 수염에 바르면 검게 염색된다. 또, 호두살의 기름을 짜내어 머리카락과 수염에 바르면 검고 윤기가 있으면서 빛이 나게 한다.
- (호흡기 건강) 폐의 기를 수렴하여 천식에 좋은데 늘 복용하면 좋다. 동의보감 [탕액]
- (신장 건강) 신장이 허약하여 생긴 허리 통증에는 호두살을 두충·회향과 함께 술에 담갔다가 빈속에 먹는다. 동의보감 [입문]
- (호흡기 건강) 천식에는 호두 3개(겉껍질만 벗기고 속껍질은 남겨둔 것)와 생강 3쪽을 잠들기 전에 꼭꼭 씹어 따뜻한 물로 먹는다. 동의보감 [특효]
- (주의사항) 성질이 뜨거워서 많이 먹으면 안 된다. 동의보감 [본초]

궁합이 맞는 재료
- 두충(杜沖), 회향(茴香), 생강(生薑) 동의보감 [입문] 동의보감 [특효]

유래·특징
- 남방에서 나며 생 열매는 겉이 파란색의 껍질로 싸여 있는데, 호두는 그 씨이다. 씨 속에 든 살이 호두살이다.
- 호두는 본래 오랑캐 땅[胡地]에서 났고, 생것일 때는 파란색 껍질이 싸고 있는 것이 복숭아와 비슷하기 때문에 호도[胡桃]라고 하는 것이다. 동의보감 [입문]

＊문헌은 기본적으로 동의보감 (본초)에서 인용하였고, 이외의 문헌만 별도로 표시

다래 미후도(獼猴桃)

Actinidia arguta (Siebold & Zucc.) Planch. ex Miq.

등리(藤梨)

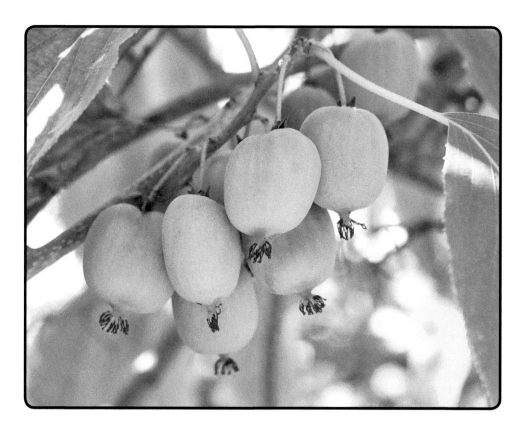

주요성분 : Quinic Acid, Actinidain

한의학적 효능

- (해열) 몹시 목마른 증상을 멎게 하고, 가슴이 답답하고 열이 나는 것을 없앤다.
- (항당뇨) 당뇨병을 치료한다.
- (위 건강) 열이 뭉쳐서 음식물이 들어가면 토하는 증상인 반위(反胃)를 치료한다.
- (이뇨개선) 요로 결석(石淋)을 소변으로 배출한다.

한의학적 성질
- 성질이 차고 맛은 시고 달며 독이 없다.

가공 방법
- 즙을 내거나 달인다.

섭취 방법
- (해열) 가슴이 답답하고 열이 날 때 다래의 속을 긁어 꿀과 함께 졸여 자주 먹는다.
- (항당뇨) 당뇨병에는 서리 내린 뒤에 익은 것을 먹는다. 또, 꿀을 넣어 정과(正果)를 만들어 먹으면 더욱 좋다. **동의보감 [속방]**
- (위 건강) 열이 뭉쳐서 반위(反胃)가 된 경우에는 즙을 내어 생강즙과 섞어 먹는다.
- (이뇨개선) 요로 결석(石淋)에는 익은 것을 따서 먹는다. 다래 즙은 아주 미끄러워서 결석을 내려보내며 생강즙을 약간 타서 먹기도 한다.

궁합이 맞는 재료
- 생강(生薑)

유래·특징
- 산속에서 덩굴지어 나무를 타고 올라가며 자란다. 열매는 녹색으로 납작하고 크다. 처음에는 매우 쓰고 떫으며, 서리를 맞아야 비로소 달아져 먹을 수 있다. 등리(藤梨)라고도 한다.

* 문헌은 기본적으로 동의보감 (본초)에서 인용하였고, 이외의 문헌만 별도로 표시

잣 해송자(海松子)

Pinus koraiensis (Siebold & Zucc.) Moldenke

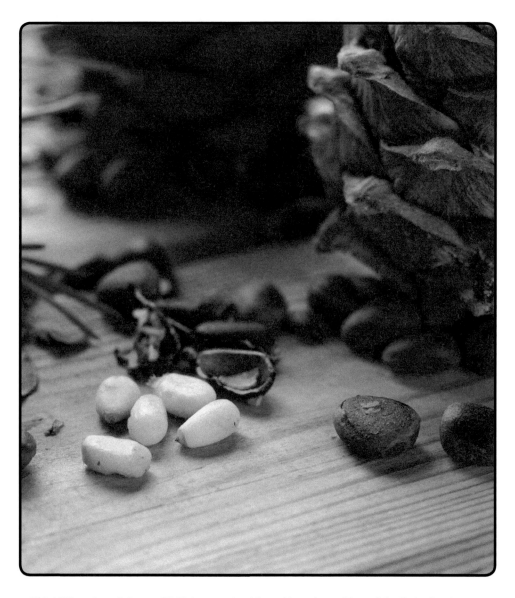

주요성분 : α-Longipinene, 13-Epi-manoyl oxide, α-Muurolene, Pinusolide, Dehydroabietinal, Dehydroabietinol, Palmatine

한의학적 효능
- (관절 건강) 주로 뼈 마디가 시린 골절풍(骨節風)에 쓴다.
- (항염증) 찬 바람으로 인한 팔다리가 마비되는 병(풍비, 風痺)과 어지럼증(두현, 頭眩)에 주로 쓴다.
- (피부 건강) 피부를 윤기 있게 한다.
- (전해질균형) 모든 장기를 살찌우고 윤택하게 한다.
- (면역증진) 몸이 허약하고 마른 데 주로 쓴다.

한의학적 성질
- 성질이 차고 맛은 시며 달고 독이 없다.

가공 방법
- 씨를 빼내어 껍질을 벗기고 먹는다.

섭취 방법
- (관절 건강) 주로 뼈마디가 시린 증상 일 때 죽을 쑤어 자주 먹는다.
- (전해질 균형) 모든 장기를 살찌우고 윤택하게 하려면 죽을 쑤어 늘 먹으면 아주 좋다.
- (면역증진) 오래 복용하면 몸이 가벼워지고 수명이 늘어나며, 배고프지 않고, 늙지 않는다. 죽을 쑤어 늘 먹는 것이 가장 좋다.

유래·특징
- 깊은 산 속에서 자란다. 나무는 소나무나 측백나무와 비슷하고, 열매는 해바라기 씨 같다.

*문헌은 기본적으로 동의보감 (본초)에서 인용된 것임

사과 먼, 농비

Malus pumila Mill.

내자(柰子)

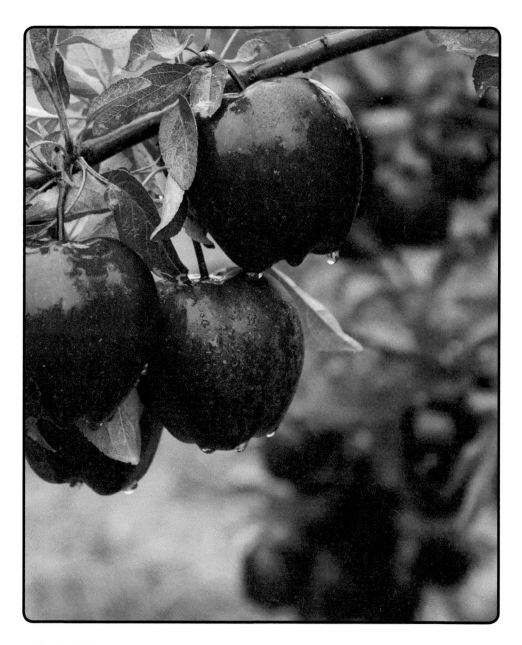

주요성분 : (-)-Epicatechin, Caffeic acid, Chlorogenic acid, Ferulic acid, Ursolic acid, Vitamin C, Leucine

한의학적 효능
- (심장 건강) 심장의 기를 북돋아 준다.
- (소화기계 건강) 소화기관(脾)의 기능을 조화롭게 한다.
- (면역증진) 소화기관의 여러 기운이 부족한 것을 보충한다.

한의학적 성질
- 성질이 차고 맛은 쓰며 떫고 독이 없다.

섭취 방법
- (주의사항) 많이 먹으면 배에 가스가 찬다.

유래·특징
- 열매가 능금 비슷하면서 작다.

* 문헌은 기본적으로 동의보감 (본초)에서 인용된 것임

개암 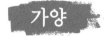 가양

Corylus heterophylla Fisch.ex Trautv.
진자(榛子)

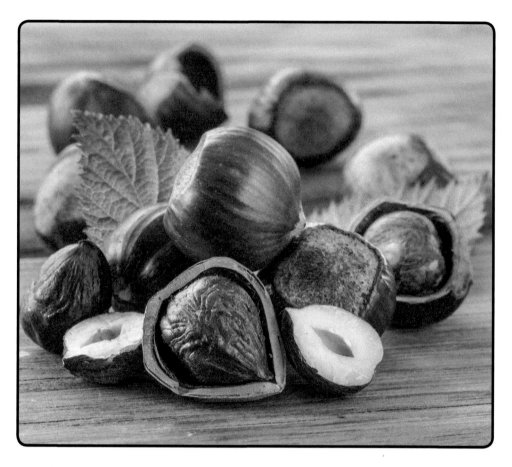

주요성분 : Heterophyllin A~E, G, Degalloylrugosin F, Casuarinin, Casuarictin, Rugosin C, F, Eugenin

한의학적 효능	• (면역증진) 몸이 허약할 때 기력 회복에 도움이 된다. • (위, 장 건강) 위와 장(腸胃)을 편안하게 한다. • (소화기계 건강) 배고프지 않게 하고 식욕을 돋우며, 소화를 돕고 잘 걷게 한다.
한의학적 성질	• 성질이 차거나 뜨겁지 않고 평이하며 맛은 달며 독이 없다.
가공 방법	• 6~7월에 따서 껍질을 벗기고 먹는다.
유래·특징	• 주변에 흔히 있다.

＊문헌은 기본적으로 동의보감 (본초)에서 인용된 것임

은행 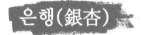 은행(銀杏)

Ginko biloba L.
백과(白果), 압각수(鴨脚樹)

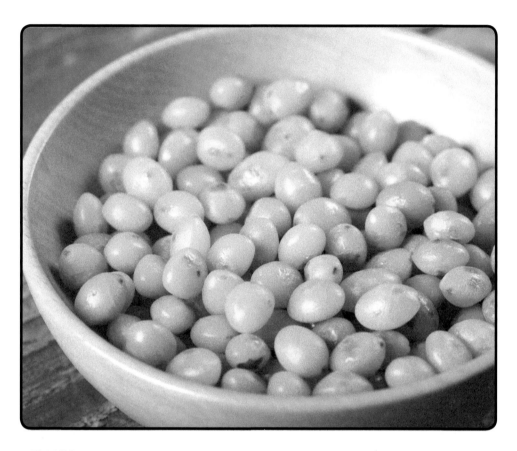

주요성분 : Acenaphthene, z-Atlantone, Bilobalide, Bilobanone, Dolichol 11, Ginkgo polyrenol 22

한의학적 효능
- (호흡기 건강) 폐와 위장(肺胃)의 탁한 기운을 맑게 하고 천식과 기침을 멎게 한다. 동의보감 [입문]

한의학적 성질
- 성질이 차고 맛은 달며 독이 있다.

가공 방법
- 열매가 익으면 누렇게 되며 살을 제거한 후에 씨를 삶아 먹거나 잿불에 묻어 구워먹는다.

섭취 방법
- (주의사항) 생것으로 먹으면 목을 자극하고, 소아가 먹으면 경기(驚氣)를 일으킨다.

유래·특징
- 백과(白果)라고도 하고, 잎이 오리발과 비슷해서 압각수(鴨脚樹)라고도 한다. 이 나무는 매우 큰데, 씨가 행인(杏仁)과 비슷해서 은행(銀杏) 이라고 한다.

*문헌은 기본적으로 동의보감 (본초)에서 인용하였고, 이외의 문헌만 별도로 표시

비자 비자(榧子)

Torreya nucifera S. et Z.

비실(榧實), 적과(赤果), 옥비(玉榧), 향비(香榧), 옥산과(玉山果)

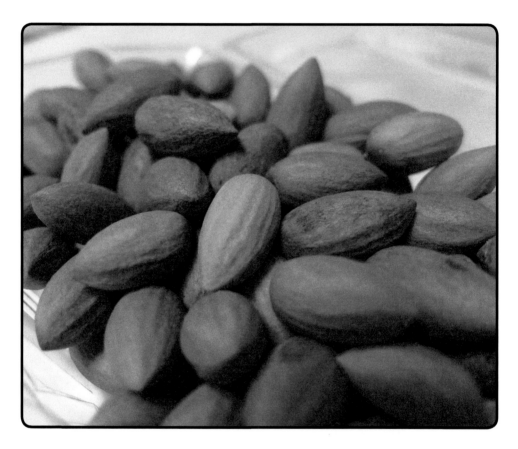

주요성분 : Behenic acid, Oleic acid, Palmitic acid, Isopimaric acid, β-sitosterol, Cholesterol

한의학적 효능
- (장 건강) 치질(五痔)에 주로 쓴다. 동의보감 [일용]
- (소화기계 건강) 곡식을 소화시킨다. 동의보감 [일용]
- (살충) 기생충을 죽인다. 동의보감 [일용]

한의학적 성질
- 성질이 차거나 뜨겁지 않고 평이하고 맛은 달며 독이 없다.
  동의보감 [입문]

가공 방법
- 껍질을 벗기고 씨를 먹는다. 동의보감 [일용]

섭취 방법
- (살충) 뱃속에 기생충이 있는 사람은 하루에 7알씩 7일 동안 먹으면 기생충이 다 죽는다. 동의보감 [입문]
- (살충) 기생충이 있을 때 껍질을 벗겨서 늘 7개씩 먹는다. 오래되면 기생충이 저절로 나온다. 1근(600g)을 먹으면 뿌리를 뽑는다.
  동의보감 [회춘]

유래·특징
- 옥비(玉榧)라고도 하는데, 원주민들은 적과(赤果)라고 부른다.
  동의보감 [일용]
- 비자 나무는 무늬가 있는 나무이다. 판을 만들어보면 무늬가 많이 있다. 우리나라에서는 제주도에서만 난다. 동의보감 [속방]

*문헌은 기본적으로 동의보감 (본초)에서 인용하였고, 이외의 문헌만 별도로 표시

산사 아가외

Crataegus oxyacantha L.
산사자(山楂子), 당구자(棠毬子)

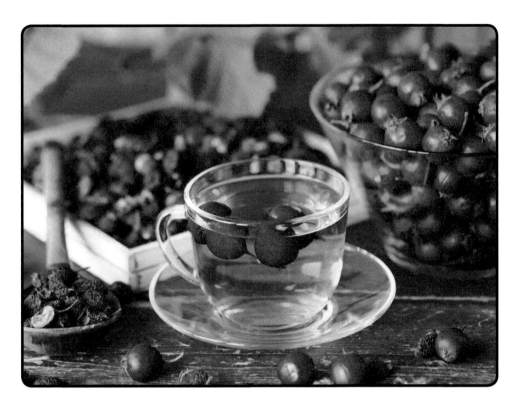

주요성분 : Caffeic acid, Protocatechuic acid, Phloroglucinol, Pyrogallol

한의학적 효능

- (소화기계 건강) 소화되지 않고 체한 것을 풀어 주며 속을 편안하게 만든다.
- (혈행개선) 오랜 체기를 풀고 기가 뭉친 것을 풀어준다.
- (항암) 배와 옆구리에 생긴 덩어리(積塊)·담이 뭉쳐 생긴 멍울(痰塊)·혈액이 뭉쳐 생긴 덩어리(血塊)를 없앤다.
- (항균) 심한 설사 등 세균성 장염(痢疾)을 치료한다.
- (항염증) 종기나 상처에 의한 통증(瘡痛)이 빨리 가라앉는다.

한의학적 성질
- 맛이 시고 떫다. [동의보감 [입문]]

가공 방법
- 물에 씻고 무르도록 찐 후에 씨를 제거하고 볕에 말려서 쓴다. [동의보감 [입문]]

섭취 방법
- (소화기계 건강) 소화되지 않고 체 했을 때 푹 쪄서 살을 발라 볕에 말렸다가 달여 먹는다. 또 다른 방법은 속살을 가루내고 약누룩(神麯)으로 쑨 풀에 반죽하여 환을 만들어 먹는다.
- (소화기계 건강) 고기를 많이 먹어 체했을 때는 산사 1냥(30g)을 물에 달여 마신 후에 산사 과육을 먹는다. [동의보감 [종행]]

궁합이 맞는 재료
- 약누룩(神麯)

유래·특징
- 당구자(棠毬子)라고도 하는데, 산속 어디에나 있다. 처음에는 녹색이다가 익으면 붉어진다. 절반 정도 익어서 시고 떫은 것을 약에 넣는데, 오래 묵힌 것이 좋다. [동의보감 [입문]]

*문헌은 기본적으로 동의보감 (본초)에서 인용하였고, 이외의 문헌만 별도로 표시

야자 야자(椰子)

Cocos nucifera L.
야목실(椰木實), 야자수 과즙

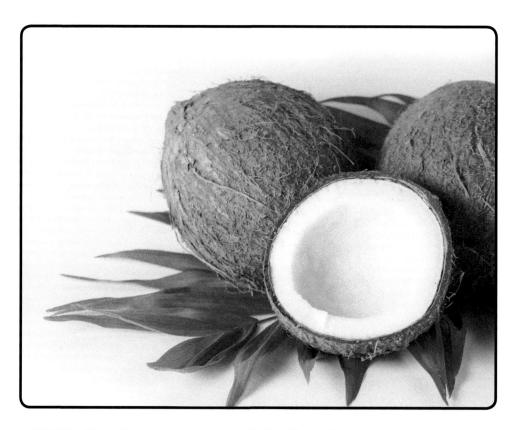

주요성분 : Glycerol Monolaurate, Lauric acid, Palmitic acid, Oleic acid, Linolenic acid, Globulin

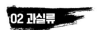

한의학적 효능
- (면역증진) 살은 기를 보충한다. 동의보감 [식물]
- (신경보호) 중풍을 치료한다. 동의보감 [식물]
- (해열) 여름철에 답답하고 목마른 것을 풀어준다. 동의보감 [단심]

한의학적 성질
- 성질이 차며 맛이 달다.

가공 방법
- 그 안에는 돼지비계처럼 새하얀 층이 0.5촌(1.5cm) 정도의 두께로 있는데, 맛이 호두와 비슷하다. 이 층의 안쪽에는 젖 같은 즙이 4~5홉(720~900ml) 정도 들어 있다. 마셔보면 차갑고 약간 취하는 듯하다.

섭취 방법
- 그 속에는 술 같은 즙이 있는데, 마셔도 취하지 않는다. 동의보감 [식물]

유래·특징
- 남해(南海) 너머 매우 더운 지방에서 난다. 동의보감 [단심]
- 야자수의 열매이다.
- 껍질은 술잔으로 쓰는데, 술에 독이 있으면 끓어 오른다. 동의보감 [식물]

* 문헌은 기본적으로 동의보감 (본초)에서 인용하였고, 이외의 문헌만 별도로 표시

무화과  　Ficus carica L.

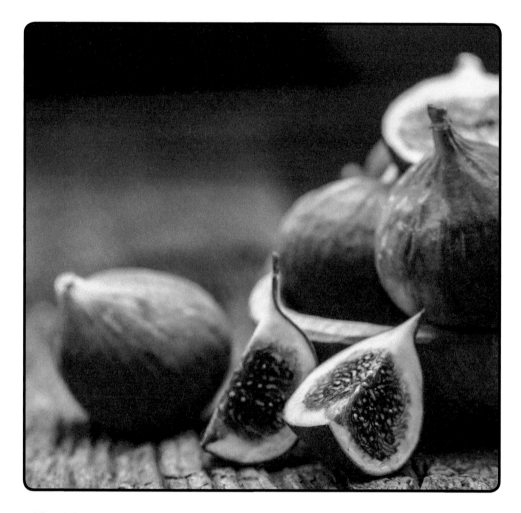

주요성분 : β-amylin, Rutin, Lupeol

한의학적 효능

- (위장 건강) 식욕을 돋운다.
- (장 건강) 설사를 멎게 한다. 동의보감 [식물]

한의학적 성질

- 맛이 달다. 동의보감 [식물]

유래·특징

- 꽃이 피지 않고 열매를 맺는다. 푸른 자두(靑李)와 색깔이 비슷하면서 약간 길다. 중국에서 들어온 것으로 우리나라에도 간혹 자란다.
  동의보감 [속방]

*문헌은 기본적으로 동의보감 (본초)에서 인용하였고, 이외의 문헌만 별도로 표시

쉽게 풀어쓴

동의보감

Korean Traditional Medicinal Foods
from Donguibogam 2022

03 채소류
Vegetables

생강 싱강(生薑) *Zingiber officinale Roscoe*

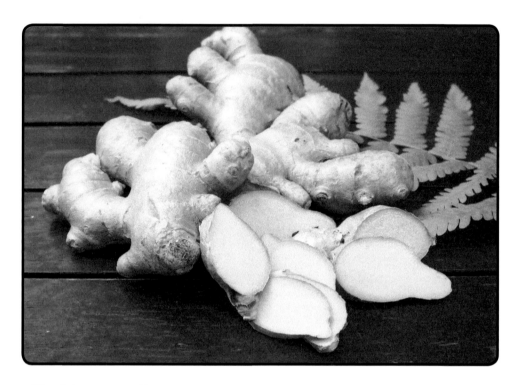

주요성분: Catechin, (-)-Epicatechin, (±)-Camphor, 10-gingerol, 10-shogaol, 12-gingerol, 4-gingerol, 6-gingerol, 6-paradol, 6-shogaol, 8-gingerol, Citronellal, Quercetin, Rutin, α-pinene, Kaempferol

🍃 한의학적 효능

- (항염증) 외부감염에 의한 찬 기운과 습기를 제거한다.
- (호흡기 건강) 폐의 기를 조절하여 기침과 천식(천수, 喘嗽)을 치료한다.
- (통증개선) 명치(위)가 갑자기 아픈 데 주로 쓴다.
- (장 건강) 구토와 심한 설사로 죽을 것같이 아플 때 치료한다.
- (구취) 겨드랑이 암내를 없애준다.
- (해독) 반하·남성·후박의 독을 제어한다. 동의보감 [탕액]
- (위 건강) 구토를 멎게 하는 성약(聖藥)이며, 입맛을 돋군다.
  동의보감 [탕액]

🌿 한의학적 성질

- 성질이 약간 따뜻하고, 맛은 매우며, 독이 없다.

🌿 가공 방법

- 성질이 따뜻하다고 하지만 껍질은 차기 때문에 열(熱)만 필요하다면 껍질을 버리고, 차가운(冷) 성질도 필요하다면 껍질째 쓴다.

🌿 섭취 방법

- (호흡기 건강) 기침이 있고 숨이 차면 생강 1.5되(2.7L), 설탕 5냥(150g)을 양이 반으로 줄어들 때까지 함께 달여 자주 먹는다. 오래된 기침에는 생강즙 0.5홉(90㎖)과 꿀 1숟가락을 술에 푹 달여 3번에 나누어서 따뜻할 때 먹는다. 동의보감 [정전] 동의보감 [천금] 동의보감 [본초]
- (호흡기 건강) 옆구리에 오랜 습(濕)과 담(痰)이 뭉친 증상(담벽, 痰癖)을 치료하려면 생강 4돈(12g), 육계 2돈(6g)을 썰어서 물에 달여 먹는다.
- (통증개선) 위가 아플 때는 반하와 함께 달여 먹는다. 생강즙과 행인을 달여 먹으면 기가 뭉친 것과 가슴이 답답한 증상(심흉비, 心胸痞)를 풀어주는데 특별히 효과가 좋다.
- (장 건강) 구토와 심한 설사로 죽을 것같이 아플 때는 생강 5냥(150g)을 썬 것을 마시면 효과가 있다.
- (구취) 겨드랑이 암내를 치료할 때는 즙을 내어 겨드랑이에 자주 바르면 뿌리를 뽑을 수 있다.
- (위 건강) 입맛을 돋울 때는 달여서 먹는다. 음식물이 들어가면 바로 토하는 증상(반위, 反胃)으로 구토하는 경우에는 생강즙으로 좁쌀죽을 쑤어 먹는다. 헛구역질에는 생강즙 1되(1.8L)를 먹으면 낫는다.

🌿 궁합이 맞는 재료

- 행인(杏仁)

🌿 유래·특징

- 전주에서 다량으로 생산된다.

* 문헌은 기본적으로 동의보감 (본초)에서 인용하였고, 이외의 문헌만 별도로 표시

말린 생강 건강(乾薑)

Zingiber officinale Roscoe

백강(白薑)

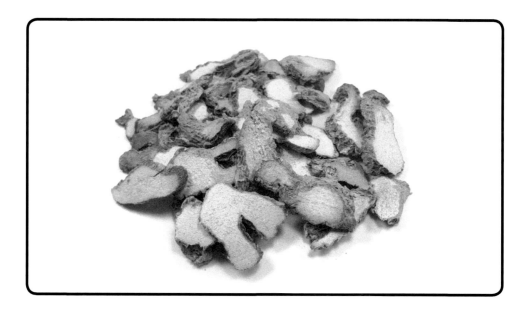

주요성분 : 6-gingerol, 4-shogaol, Zingiberene, Zingerone, β-bisabolene

한의학적 효능

- (전해질 균형) 온몸의 장기를 원활히 소통시켜 준다.
- (근력강화) 관절의 기능을 원활하게 만든다.
- (관절 건강) 풍, 한, 습 세가지 원인으로 인해 관절이 저리고 아픈 증상(풍한습비, 風寒濕痺)을 치료한다.
- (항염증) 구토하고 설사하는 급성 위장염(곽란, 霍亂)에 주로 쓴다.
- (위·장 건강) 차서 위가 아픈 것과 세균성 장염으로 인한 심한 설사(이질, 痢疾)을 치료한다.
- (소화기계 건강) 속을 따뜻하게 하고 음식물이 오랫동안 소화되지 않는 숙체(宿食)을 없앤다.
- (호흡기 건강) 코가 막힌 것을 치료한다.
- (심장 건강) 갑자기 심장이 아플 때 주로 쓴다. 동의보감 [본초]

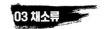

한의학적 성질
- 성질이 아주 뜨겁고, 맛은 맵고 쓰다.

가공 방법
- 생강으로 건강을 만들며, 껍질을 벗긴 후에 건조하여 숙성시키지 않은 것은 흰색이며, 백강(白薑)이라 부른다. 동의보감 [본초] 동의보감 [입문]
- 물에 씻은 후에 약한 불에 구워 쓴다. 구워서 사용하면 속을 따뜻하게 만들고, 생것을 사용하면 땀으로 발산시킨다. 지혈시키고자 하면 검게 볶아서 써야 한다. 동의보감 [탕액]

섭취 방법
- (전해질 균형) 찬 기로 인한 담적(寒痰)을 없애며, 기를 내리는데 환이나 달여 먹는게 좋다.
- (위·장 건강) 몸이 차서 생긴 설사는 달이거나 가루 내어 먹는다. 피가 나는 세균성 장염이 있을 때는 태워서 가루 내어 1돈(3g)씩 미음에 타서 먹으면 코가 뚫린다.
- (위 건강) 속이 차가워서 배가 아프고 구토할 때는 볶은 건강 3돈(9g), 구운 감초 0.5돈(1.5g)을 썰어 대추 1개와 함께 달여 먹는다. 가루 내어 미음에 타 먹기도 한다. 동의보감 [직지]
- (소화기계 건강) 입맛을 돋우고 속을 따뜻하게 만들 때는 달이거나 가루 내거나 환으로 먹는게 좋다.
- (호흡기 건강) 코가 막힐 때는 가루내고 꿀과 섞어서 환을 만들어 콧속을 막으면 코가 뚫린다.
- (심장 건강) 갑자기 심장이 아플 때는 가루 내어 2돈(6g)씩 미음에 타서 먹는다.

궁합이 맞는 재료
- 건강을 많이 쓰면 정기(正氣)를 소모시키기 때문에 감초로 완화시켜야 한다. 동의보감 [단심]

* 문헌은 기본적으로 동의보감 (본초)에서 인용하였고, 이외의 문헌만 별도로 표시

토란 뿌리 우자(芋子)

Colocasia esculenta (L.) Schott

토지(土芝), 토련(土蓮)

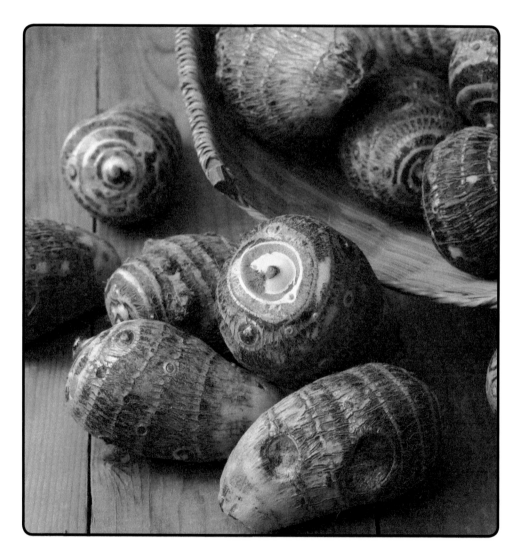

주요성분 : 1,7-pentatriacontadien-11-ol, Melatonin, Feruloylputrescine,
p-coumaroylputrescine, p-coumaroylspermidine, 1,7-pentatriacontadien-11-ol

한의학적 효능
- (소화기계 건강) 위와 장(腸胃)을 편안하게 한다.
- (피부 건강) 피부를 튼실하게 만든다.
- (장 건강) 속을 미끄럽게 하여 변비를 없앤다.
- (혈행개선) 죽은 피와 살을 제거한다.

한의학적 성질
- 성질이 차고, 맛은 맵다.

가공 방법
- 국으로 끓여 먹는다.

섭취 방법
- (소화기계 건강) 입맛을 돋우고 답답한 속(장위, 腸胃)를 풀어줄 때는 국을 끓여서 자주 먹는 것이 좋다.
- (피부 건강) 피부를 희고 탄탄하게 만들 때는 국을 끓여 자주 복용하면 아주 좋다.

궁합이 맞는 재료
- 붕어와 함께 국을 끓여 먹으면 더욱 좋다.

유래·특징
- 토지(土芝)라고도 한다. 생것은 독이 있어 목이 칼칼하기 때문에 먹을 수 없다. 성질이 매끄러우며, 익히면 독이 없어지고 몸의 기를 북돋는 작용이 강해진다.
- 정원이나 밭에 심은 것은 먹을 수 있지만, 야생에서 자란 것은 독이 있어 먹을 수 없다. 싹 바로 밑에서 자란 것이 우두(芋頭)이고, 우두의 주위에 붙어 자란 것이 우자(芋子)다. 토련(土蓮)이라고 부른다.

* 문헌은 기본적으로 동의보감 (본초)에서 인용된 것임

토란 잎 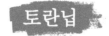 *Colocasia esculenta (L.) Schott*
우자엽(芋子葉)

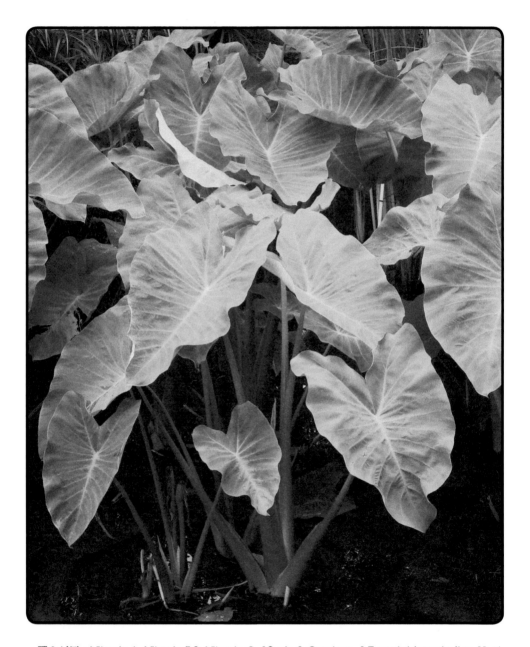

주요성분 : Vitamin A, Vitamin B2, Vitamin C, 13-cis-β-Carotene, 1,7-pentatriacontadien-11-ol,
Melatonin, Feruloylputrescine, β-carotene, Hesperidin, Apigenin

한의학적 효능
- (스트레스 개선) 답답한 것을 없앤다.
- (장 건강) 설사를 멎게 한다.
- (여성 건강) 임신부가 태동으로 속이 답답한 것을 치료한다.

한의학적 성질
- 성질이 차고 독이 없다.

* 문헌은 기본적으로 동의보감 (본초)에서 인용된 것임

올방개 올미, 가츠라기

Eleocharis Kuroguwai Ohwi
오우(烏芋), 부자(鳧茨), 발제(荸臍)

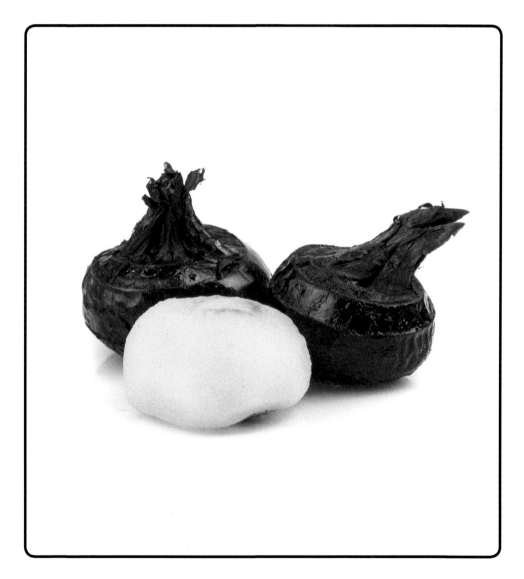

주요성분 : Hexacosanoic acid, β-sitosterol, Betulin, Stigmastane-3, 6-dione, Stigmasterol, Tricin

한의학적 효능
- (해열) 가슴과 위(胃)의 열을 없앤다.
- (간 건강) 황달을 치료한다.
- (항당뇨) 몸이 야위고 입이 마른 당뇨병을 치료한다.
- (눈·귀 건강) 눈과 귀를 밝게 한다.
- (소화기계 건강) 식욕을 돋우고 소화시킨다.

한의학적 성질
- 성질이 약간 차고 맛은 쓰고 달다.

가공 방법
- 1~2월에 캐는데, 가루 내거나 삶는다. 동의보감 [본초] 동의보감 [입문]

섭취 방법
- (소화기계 건강) 위와 장(腸胃)을 튼튼하게 할 때는 삶아야 먹을 수 있으며, 가루 내어 먹기도 한다. 동의보감 [본초] 동의보감 [입문]

유래·특징
- 물이나 습한 곳에서 자란다. 택사(澤瀉)의 일종으로 1~2월에 캐어 먹는데, 가물었을 때는 많이 캐어 곡식 대용으로 사용했다.
- 올방개의 잎은 화살촉과 비슷하고, 뿌리는 누런색으로 토란과 비슷한데 약간 작다. 동의보감 [입문]
- 올방개는 부자(鳧茨)인데, 민간에서는 발제(荸臍)라고 부른다.
  동의보감 [단심]

*문헌은 기본적으로 동의보감 (본초)에서 인용하였고, 이외의 문헌만 별도로 표시

아욱 잎 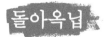 *Malva verticillata L.*

규(葵), 동규(冬葵)

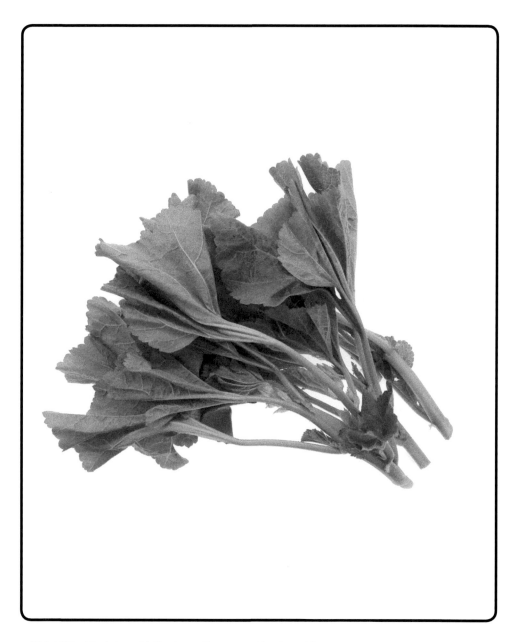

주요성분 : Linoleic acid, Pentose, Pentosan, Uronic acid

🍃 **한의학적 효능**
- (소화기계 건강) 소화기관의 기능을 튼튼하게 만든다.
- (혈행개선) 몸에 막힌 기를 소통시킨다.
- (항암) 기와 피가 쌓인 덩어리를 풀 수 있다.
- (항염증) 전염성 황달병을 치료한다.

🍃 **한의학적 성질**
- 성질이 차고 서늘하며, 맛은 달고, 독이 없다.

🍃 **가공 방법**
- 달이거나 국 또는 절여 먹는다.
- 잎은 나물로 사용한다.

🍃 **섭취 방법**
- (소화기계 건강) 소화기관의 기능을 튼튼하게 하려면 국을 끓여 먹거나 절여 먹는 것이 좋다.
- (혈행개선) 한 달에 한 번 아욱을 먹으면 온몸의 기가 잘 소통하게 된다.
- (항염증) 전염성 황달병일 때는 달인 물을 마시기도 하고, 국을 끓여 먹거나 양념을 하여 자주 먹는다.
- (주의사항) 전염병 치료 직후에 먹으면 눈에 안 좋은 영향을 준다.

🍃 **유래·특징**
- 몸의 기를 잘 소통시켜 채소 중의 으뜸이라고 불린다.

＊문헌은 기본적으로 동의보감 (본초)에서 인용된 것임

223

닥풀 일일화닙

Hibiscus manihot L.

황촉규(黃蜀葵)

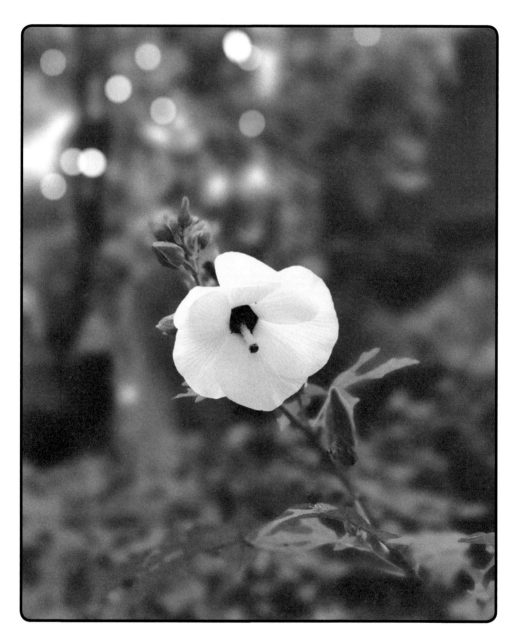

주요성분 : β-D-Glucopyranuronosyl-(1-〉3)-α-D-galactopyranuronosyl-(1-〉2)-L-rhamnose

한의학적 효능
- (항염증) 소변이 잦고 통증이 있는 임질(淋)을 치료한다.
- (여성 건강) 비정상 진통으로 인한 분만인 난산(難産)을 치료한다.
- (피부 건강) 오래도록 낫지 않는 종기(악창, 惡瘡)에 주로 쓴다.

한의학적 성질
- 성질이 차고, 맛이 달며, 독이 없다.

가공 방법
- 6~7월에 잎을 따서 그늘에 말려 쓴다.

섭취 방법
- (피부 건강) 종기로 붓고 아파서 참을 수 없을 때는 닥풀의 잎에 소금을 넣고 짓찧어 붙이면 효과가 좋다.

유래·특징
- 잎은 여러 개로 가늘고 길게 갈라져 있는데, 늦여름에 옅은 노란색의 꽃을 피운다.

*문헌은 기본적으로 동의보감 (본초)에서 인용된 것임

비름 줄기·잎 비름닙·느정이

Amaranthus mangostanus L.

현경엽(莧莖葉)

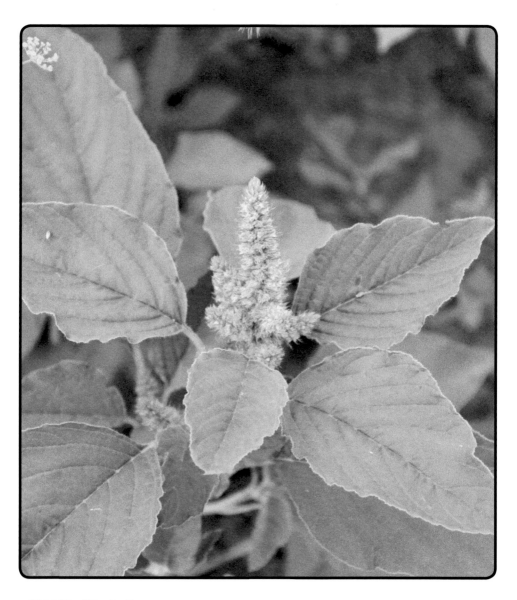

주요성분 : Vitamin C

한의학적 효능
- (면역증진) 기를 보충한다.
- (해열) 열을 내린다.
- (혈행개선) 온몸을 잘 소통 시킨다.

한의학적 성질
- 성질이 차고, 맛은 달며, 독이 없다.

가공 방법
- 즙이나 김치를 담근다.

섭취 방법
- 즙을 짜거나 김치를 담가 먹는다.

유래·특징
- 비름에는 모두 6종류가 있다. 약에 넣어 쓰는 것은 인현(人莧)과 백현(白莧) 뿐인데, 실은 같은 것이다.

＊ 문헌은 기본적으로 동의보감 (본초)에서 인용된 것임

쇠비름 마치현(馬齒莧)

Portulaca oleracea L.
오행초(五行草)

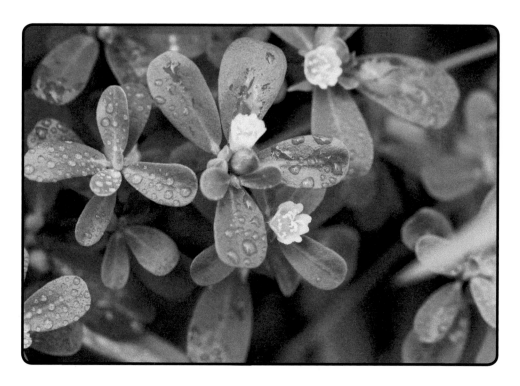

주요성분 : Aurantiamide acetate, Caffeic acid, Chlorogenic acid, DL-α-Tocopherol, Ferulic acid, Vitamin B9, Luteolin

한의학적 효능

- (피부 건강) 온갖 부은 것과 오래된 종기(惡瘡)에 주로 쓴다.
- (장 건강) 대·소변을 잘 나오게 한다.
- (항암) 기와 혈이 뭉친 덩어리(징가, 癥瘕)를 깨뜨려 부순다.
- (상처개선) 금속으로 몸을 상하여 생긴 천공을 치료한다.
- (항균) 피와 고름이 섞인 세균성 장염(이질, 痢疾)을 치료한다.
- (해열) 갈증을 멎게 한다.
- (살충) 회충 등 온갖 기생충을 죽인다.

한의학적 성질
- 성질은 차고, 맛은 시며, 독이 없다.

가공 방법
- 매우 말리기 어렵다. 방망이로 짓찧어서 해 뜨는 동쪽에 세운 선반에서 2~3일 정도 볕에 말려야 한다. 약으로 쓸때는 줄기와 마디를 제거하고 잎만 쓴다.

섭취 방법
- (피부 건강) 천연두(痘)를 앓고 난 뒤의 상처나 머리가 허옇게 빠질 때 (백두창, 白禿瘡)에 쇠비름 즙을 졸여서 바르면 묘하게 효과가 좋다.
- (장 건강) 대·소변을 잘 나오게 하려면 쌀가루와 양념을 넣고 국을 끓여 먹는다.
- (항균) 피와 고름이 섞인 세균성 장염(이질, 痢疾)을 치료할 때는 찧어서 낸 즙 3홉(540㎖)을 계란 흰자 1개와 고루 섞어서 데워 먹는데 두 번 먹으면 낫는다. 또는 쇠비름을 푹 익혀서 소금·간장·생강·식초를 넣고 고루 섞어서 먹기도 한다.
- (항균) 소아에게서 생기는 피가 섞인 세균성 장염에는 쇠비름 즙 1홉(180㎖)을 꿀 1숟가락과 합하여 먹는다. 소아 영양장애로 인한 세균성 장염에는 푹 삶아서 양념하여 빈속에 먹인다.
- (살충) 기생충이 있을 때 날것을 찧어 즙을 내거나, 삶아서 소금과 식초를 타서 빈속에 먹으면 기생충이 저절로 나온다.

유래·특징
- 종류는 두 가지이다. 잎이 큰 것은 약으로 쓰지 못하고, 잎이 작으면서 잎겨드랑이에 수은 같은 것이 있는 것을 약으로 쓴다.
- 오행초(五行草)라고도 하니 잎은 푸르고 줄기는 붉으며, 꽃은 누렇고 뿌리는 희며, 씨는 검기 때문이다.
- 잎이 말의 이빨과 닮아서 마치현(馬齒莧)이라고 한다. 동의보감 [입문]

* 문헌은 기본적으로 동의보감 (본초)에서 인용하였고, 이외의 문헌만 별도로 표시

순무 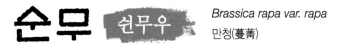 쉰무우

Brassica rapa var. rapa
만청(蔓菁)

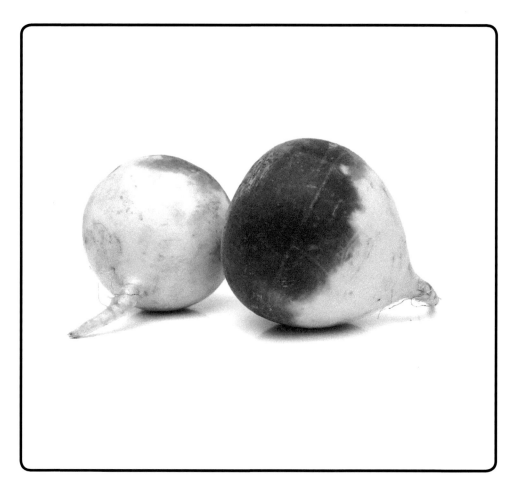

주요성분 : Goitrin, Napoleiferin, 1-cyano-3,4-epithiobutane, 22-dehydrocampesterol, Isoquercitrin, Quercimeritrin, Astragalin

한의학적 효능
- (혈행개선) 주로 온몸의 기를 잘 통하게 한다.
- (소화기계 건강) 소화 시키며, 기를 내려 변비를 개선한다.
- (간 건강) 황달을 치료한다.
- (면역증진) 몸을 가볍게 하며, 기운을 더해 준다.

한의학적 성질
- 성질이 따뜻하고 맛이 달며, 독이 없다.

가공 방법
- 봄에는 싹을, 여름에는 잎을, 가을에는 줄기를, 겨울에는 뿌리를 먹는다.

섭취 방법
- (면역증진) 자주 먹으면 살지고 튼튼해진다.

유래·특징
- 사계절에 나며, 기근이 들었을 때 유용하게 쓸 수 있다. 뿌리는 겨우내 땅속에 있어도 마르지 않다가 봄이 되면 다시 싹을 틔운다.
- 여러 채소 중에서 유익하고 해되는 것이 없어 오래 두고 먹기에 가장 적합하다.

＊문헌은 기본적으로 동의보감 (본초)에서 인용된 것임

순무 씨 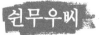 쉰무우삐

Brassica rapa var. rapa
만청자(蔓菁子)

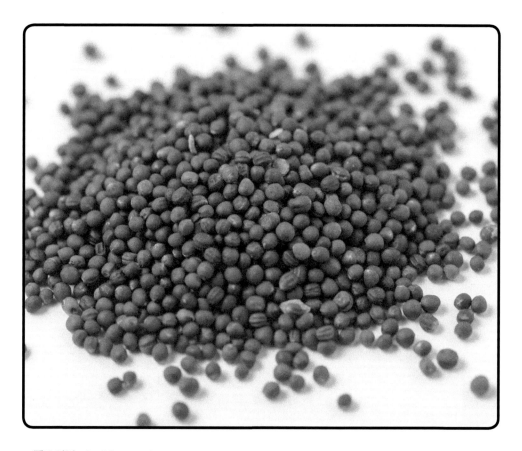

주요성분 : Isothiocyanate

🌿 한의학적 효능

- •(눈 건강) 눈을 밝게 한다.
- •(간 건강) 황달을 치료한다.
- •(이뇨개선) 소변을 잘 나오게 한다.
- •(항노화) 오래 살 수 있다.
- •(위 건강) 배에 가스가 차는 것을 없앤다.
- •(피부 건강) 피부를 밝게 한다.
- •(항염증) 유방에 생긴 염증에 의한 통증을 치료한다.

한의학적 성질

- 성질이 따뜻하다.

가공 방법

- 아홉 번 찌고 말린 후 빻아서 가루 낸다.

섭취 방법

- (눈 건강) 청맹이 있을때는 순무 씨 6되(4.8kg)를 찐 후, 가마솥에 뜨거운 물로 적시고 볕에 말렸다가 다시 적시기를 3번 한다. 또 다른 방법으로 찧어서 가루 내어 술로 2돈(6g)씩, 하루에 2번 식후에 먹는다.
- (눈 건강) 순무 씨 3되(2.4kg)를 식초 3되(5.4L)에 삶아서 볕에 말린 후 찧어서 가루 낸다. 이것을 물에 하루에 3번, 1~2돈(3~6g)씩 먹는다. 이렇게 한동안 복용하면 밤에도 잘 볼 수 있게 된다.
- (간 건강) 갑자기 누렇게 되는 황달이나 뱃속이 뭉쳐서 잘 통하지 않는 경우에는 순무 씨를 곱게 찧어 물에 2~3돈(6~9g)씩 타서 먹으면 속에 있는 안 좋은 것들을 내보내면서 편해진다.
- (항노화) 오래 복용하면 곡식을 끊고도 오래 살 수 있는데 그 방법은 아홉 번 찌고 말린 후 빻아서 가루 내어 하루에 2번, 2돈(6g)씩 물과 함께 먹는다. 또는 쪄서 볕에 말려 가루 내어 술이나 미음으로 2~3돈(6~9g)을 먹는다. 그 뿌리는 국을 끓여 자주 먹는 것이 좋다.
- (위 건강) 위에 가스가 잘 차는 경우에는 순무 씨 1홉(180g)을 짓찧고 물 1되(1.8L)를 넣어 갈아서 찌꺼기를 걸러낸 뒤 1잔을 한번에 마신다. 저절로 토하거나 설사하거나 땀이 나온 뒤에 뱃속이 절로 편해진다.
- (피부 건강) 기름을 짜서 비누에 넣어 쓰면 기미가 없어진다. 또, 곱게 가루 내어 비누에 넣고 자주 사용하면 얼굴의 주름을 없앤다. 눌러서 기름을 짜내어 머리에 바르면 흰 새치머리(산발, 蒜髮)를 검게 만든다.
- (항염증) 유방에 생긴 염증에 의한 통증에는 뿌리와 잎을 씻어서 소금을 넣고 찧어 붙이고, 뜨거워지면 갈아준다. 이렇게 3~5번 정도 하면 좋아진다.

* 문헌은 기본적으로 동의보감 (본초)에서 인용된 것임

무 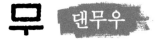 댄무우

Raphanus sativus L.
나복(蘿蔔), 노복(蘆菔), 내복(萊菔), 백나복(白蘿蔔)

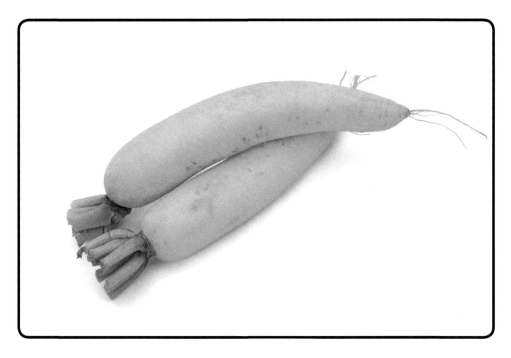

주요성분 : Catechin, Ferulic acid, Glucobrassicin, Glucoraphanin, Quercetin, Sinapic acid, Sulforaphene, Syringic acid, Vitamin C, GABA, Leucine, Sinigrin

한의학적 효능

- (소화기계 건강) 음식물을 잘 소화시킨다.
- (항암) 비정상적 체액(痰)이 뭉친 덩어리(담벽, 痰癖)를 풀어준다.
- (항당뇨) 당뇨병(소갈, 消渴)을 치료한다.
- (관절 건강) 관절을 원활하게 움직이게 한다.
- (혈행개선) 몸의 모든 장기와 관련된 안 좋은 기를 다스린다.
- (호흡기 건강) 폐가 위축되어 피를 토하고 오랜 피로로 야위고 기침이 있을 때 치료한다.
- (통증개선) 편두통을 완화시킨다. 동의보감 [득효]
- (지혈) 술로 인한 치질로 하혈을 멈추게 한다. 동의보감 [입문]
- (장 건강) 장기간의 설사를 멈추게 한다. 동의보감 [회춘]

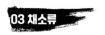

한의학적 성질
- 성질이 따뜻하고 차다고도 하며, 맛은 맵고 달며, 독이 없다.

가공 방법
- 날것이나 달여서 사용한다 `동의보감 [본초]` `동의보감 [회춘]`

섭취 방법
- (소화기계 건강) 음식을 소화하고 국수의 독을 없앤다. 또, 보리와 밀의 독을 풀어주는데 날것으로 씹어먹으면 좋다.
- (혈행개선) 풀과 나무 중에서 무가 가장 빨리 기를 내리는 것은 매운맛이 있기 때문이다. 생강도 매운맛이 있지만 단지 발산할 뿐이다. 무는 매운맛이 있으면서도 단맛이 있으므로 완만하게 발산하면서도 기를 내리는 것이 빠르다.
- (통증개선) 편두통 일 때 즙을 짜서 코로 들이마신다. 숯 연기를 들이마셔 머리가 아플 때는 생 무즙을 마신다. `동의보감 [특효]`
- (지혈) 술로 인한 치질로 하혈 할 때는 무 20개의 잎을 1촌(3cm) 정도만 남기고 자른 후에 항아리에 넣고 물에 달여서 완전히 흐물흐물해지도록 만든다. 여기에 생강 · 소금 · 식초를 넣어 두었다가 빈속에 먹으면 바로 멎는다. `동의보감 [입문]`
- (장 건강) 오랜 설사에는 즙 반 되와 꿀 반 되(각 0.9L)를 달여서 데워 먹으면 바로 낫는다. `동의보감 [회춘]`

궁합이 맞는 재료
- 생강(生薑) `동의보감 [입문]`

유래·특징
- 자주 먹는 채소이며 기를 내리는 데 가장 빠르지만, 오래 먹으면 수염과 머리카락이 빨리 희어지게 된다.
- 민간에서는 나복(蘿蔔) 또는 노복(蘆菔)이라고 한다. 밀가루와 보릿가루의 독을 제어할 수 있어서 내복(萊菔)이라고도 한다.

* 문헌은 기본적으로 동의보감 (본초)에서 인용하였고, 이외의 문헌만 별도로 표시

무 씨 댄무우삐

Raphanus sativus L.

내복자(萊菔子)

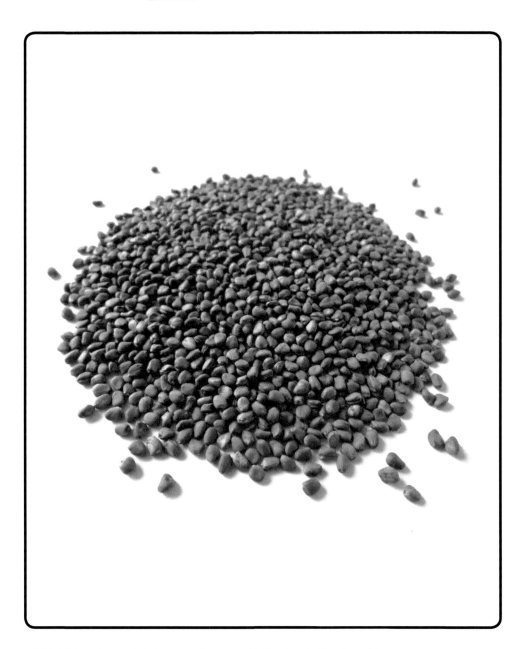

주요성분 : α-hexenal, β-hexenal, Erucic acid, Raphanin, Erucic acid

한의학적 효능

- (항암) 몸 안에 쌓인 기로 인하여 생긴 덩어리(적취, 積聚)를 풀어준다.
- (호흡기 건강) 감기로 인해 가래가 있을 때 주로 쓴다.
- (혈행개선) 몸에 있는 장기의 기를 잘 소통시킨다.
- (이뇨개선) 대·소변을 잘 나오게 한다.
- (소화기계 건강) 음식물로 잘 체하거나 배에 가스가 차는 것을 없앤다.
  동의보감 [단심]
- (통증개선) 편두통을 치료한다. 동의보감 [특효]

한의학적 성질

- 성질이 따뜻하고 차다고도 하며, 맛은 맵고 달며, 독이 없다.

가공 방법

- 무 씨를 볶아서 사용한다. 동의보감 [단심]
- 무 씨나 묵은 뿌리를 달여 먹어도 좋다. 동의보감 [속방]

섭취 방법

- (호흡기 건강) 가루 내어 미음에 타 마시면 감기로 인한 가래를 토하게 하는 데 매우 효과가 좋다.
- (소화기계 건강) 음식으로 인한 담적을 토하게 하는데 볶은 무 씨 5홉(400g)를 좁쌀죽 윗물과 섞어서 즙을 짜내고, 여기에 기름과 꿀 약간 넣고 잘 저어서 따뜻하게 먹는다. 배에 가스가 찰 때는 볶은 것을 갈아 물에 달여 차 마시듯 자주 먹으면 효과가 좋다. 동의보감 [단심]
- (통증개선) 편두통일 때는 무 씨를 짓찧어 즙을 내어 마시면 좋다.
  동의보감 [특효]

유래·특징

- 배추 씨는 까맣고, 순무 씨는 붉은 보라색인데, 이들은 비슷한 크기이다. 무 씨는 노랗고 붉은색으로 배추 씨보다 몇 배나 크고 둥글지 않다.

* 문헌은 기본적으로 동의보감 (본초)에서 인용하였고, 이외의 문헌만 별도로 표시

배추 빅치

Brassica rapa var. glabra Regel
백채(白菜), 송채(菘菜)

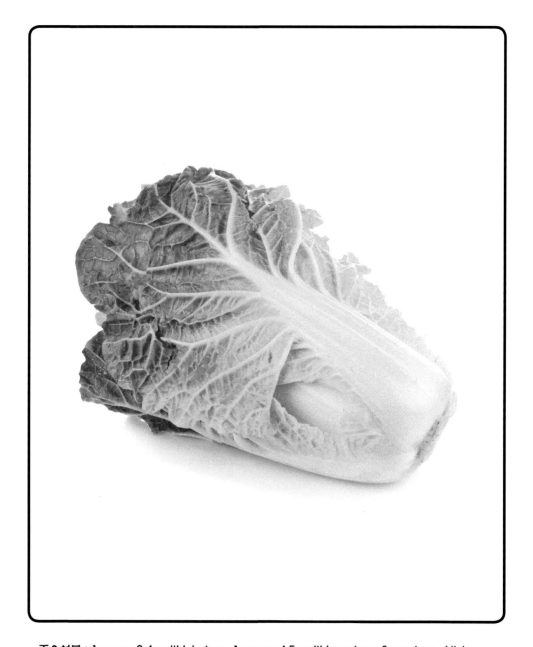

주요성분 : 1-cyano-3,4-epithiobutane, 1-cyano-4,5-epithiopentane, β-carotene, Allyl isothiocyanate, Quercetin, Kaempferol, Oxalic acid

한의학적 효능
- •(소화기계 건강) 소화시키고 기를 내린다.
- •(장 · 위 건강) 위와 장(腸胃)을 잘 통하게 한다.
- •(해열) 가슴의 열을 없앤다.
- •(숙취해소) 술로 인한 갈증을 풀어준다.
- •(항당뇨) 당뇨병(소갈, 消渴)을 치료한다.

한의학적 성질
- •성질이 서늘하다.

가공 방법
- •(소화기계 건강) 위와 장(腸胃)을 잘 통하게 하려면는 국을 끓이거나 절여서 자주 먹는다.
- •(해열) 가슴속이 답답하고 열이 날 때는 국을 끓이거나 절여서 먹는게 좋다.
- •(숙취 해소) 술로 인한 갈증에는 국을 끓이거나 양념하여 절여서 먹는게 좋다.
- •(항당뇨) 당뇨병(소갈, 消渴)에는 자주 먹으면 가장 좋고 즙을 내어 마셔도 좋다.

궁합이 맞는 재료
- •채소 중에 배추는 자주 먹기에 가장 좋지만, 많이 먹으면 냉병이 생기는데 생강만이 풀 수 있다.

유래·특징
- •주변에 흔히 자란다. 동의보감 [속방]

* 문헌은 기본적으로 동의보감 (본초)에서 인용하였고, 이외의 문헌만 별도로 표시

죽순 듁순(竹筍) *Phyllostachys pubescens Mazel*

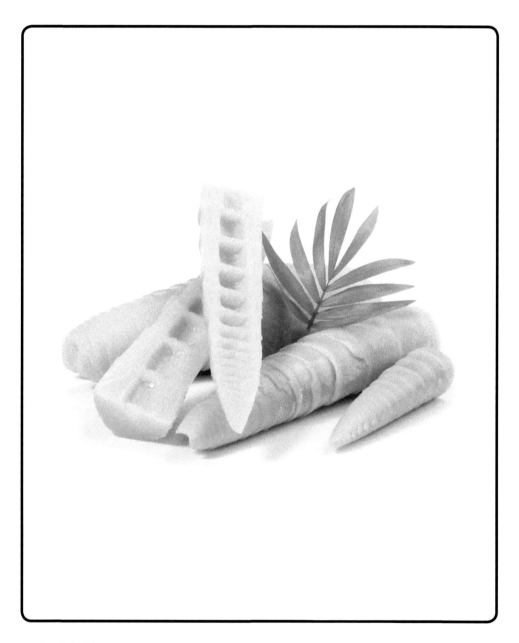

주요성분 : (-)-Tyrosine, Oxalic acid, Citric acid, Malic acid

한의학적 효능	•(항당뇨) 당뇨병(소갈, 消渴)을 치료한다.

한의학적 효능
- (항당뇨) 당뇨병(소갈, 消渴)을 치료한다.
- (이뇨개선) 소변을 잘 나오게 한다.
- (해열) 가슴이 답답하고 괴로우면서 나는 열(번열, 煩熱)을 없앤다.
- (면역증진) 기를 보충한다.
- (호흡기 건강) 가래를 삭혀 제거한다.
- (위 건강) 위의 기(胃氣)를 편안하게 만든다. 동의보감 [입문]

한의학적 성질
- 성질이 차고 맛은 달며, 독이 없다.

섭취 방법
- (위 건강) 위의 기(胃氣)를 편안하게 할 때는 삶아서 먹으면 된다.
- (주의사항) 성질이 차가와서 소화가 안 되기 때문에 적게 먹는 것이 좋다.
  동의보감 [식물]

유래·특징
- 남쪽 지방의 대나무 숲에서 많이 난다.
- 죽순은 종류가 많고 맛도 매우 좋아서 사람들이 즐겨 먹는다.
  동의보감 [식물]

* 문헌은 기본적으로 동의보감 (본초)에서 인용하였고, 이외의 문헌만 별도로 표시

수박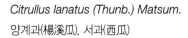

Citrullus lanatus (Thunb.) Matsum.

양계과(楊溪瓜), 서과(西瓜)

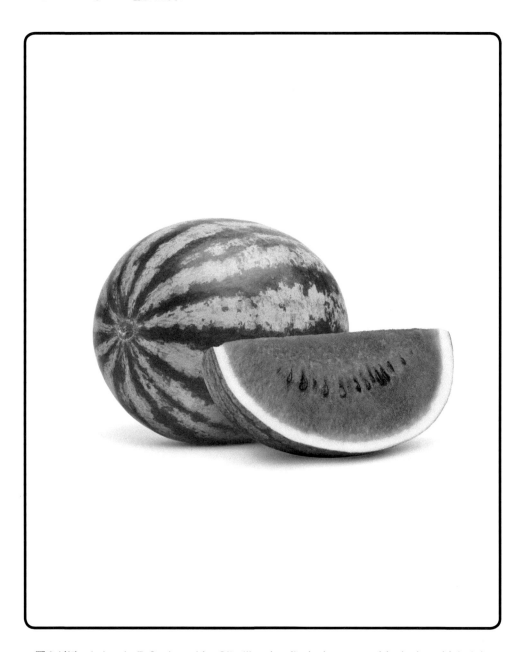

주요성분 : Apigenin-7-O-glucoside, Citrulline, Isovitexin, Lycopene, Linolenic acid, Lutein, Rutin, Stearic acid, β-carotene, Protocatechuic acid

🌿 **한의학적 효능**
- (해열) 답답하면서 목이 마른 것을 풀어주며, 더위(서독, **暑毒**)를 없앤다.
- (스트레스 개선) 답답한 속을 기를 내려 풀어준다.
- (이뇨개선) 소변을 잘 나오게 한다.
- (항균) 피가 섞인 세균성 장염(혈리, **血痢**)을 치료한다.
- (구강 건강) 입안의 염증을 치료한다. 동의보감 [입문]

🌿 **한의학적 성질**
- 성질이 차고, 맛은 달면서 매우 담백하며, 독이 없다.

🌿 **가공 방법**
- 즙을 내거나 껍질을 태워 재로 만든다. 동의보감 [단심]

🌿 **섭취 방법**
- (해열) 열을 소변으로 내려 보내려면 자주 먹을수록 좋다. 동의보감 [일용]
- (구강 건강) 입안에 염증이 생겼을 때 수박즙을 천천히 마신다. 겨울에는 껍질을 태운 재를 입에 머금는다. 동의보감 [단심]

🌿 **유래·특징**
- 양계과(楊溪瓜)라는 수박이 있다. 가을에 나서 겨울에 익고, 모양은 약간 길고 납작하며, 큰데, 박 속 색깔은 연지처럼 붉다. 맛은 수박보다 낮다. 다음 해 여름까지 보관할 수 있다. 외국 사람(이인, 異人)이 이 종자를 주었다고 한다. 동의보감 [식물]
- 거란이 위구르를 정복하고 이 종자를 얻어 소똥을 거름으로 해서 이것을 심었다. 그 열매는 둥글고 박만 하며, 색깔은 사파이어 같다. 씨는 금색·붉은색·검은색·검은 참깨 색 중의 하나이며 6~7월에 익는다. 동의보감 [일용]

* 문헌은 기본적으로 동의보감 (본초)에서 인용하였고, 이외의 문헌만 별도로 표시

참외 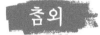 *Cucumis melo L. var. makuwa Makino.*
첨과(甛瓜)

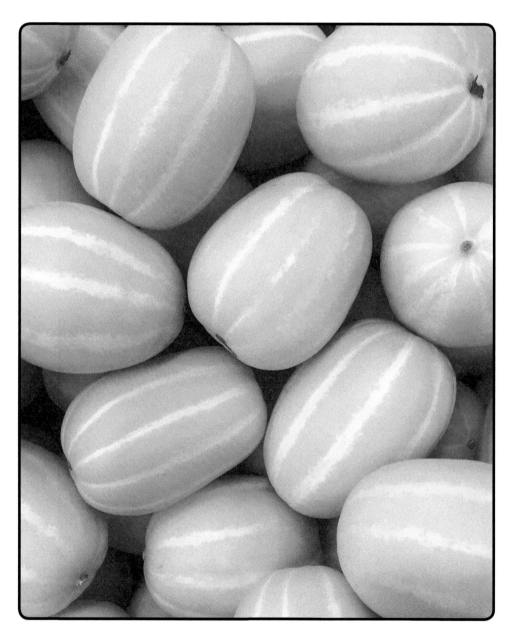

주요성분 : Trigonelline, Citrulline, β-pyrazol-1-ylalanine, α-spinasterol, 14-taraxeren-3-ol,

β-sitosterol, β-amyrin, Lupeol, Isofucosterol, Cylindrin, Cucurbitacin B

🌿 **한의학적 효능**
- (해열) 갈증을 멎게하며, 열로 인한 답답함(번열, 煩熱)을 없앤다.
- (이뇨개선) 소변을 잘 나오게 한다.
- (항염증) 입과 코에 부스럼(창, 瘡)이 생긴 데 주로 쓴다

🌿 **한의학적 성질**
- 성질이 차고 맛은 달며, 독이 없다.

🌿 **가공 방법**
- 생것이나 즙을 내어 사용한다.

🌿 **섭취 방법**
- (해열) 여름에 더위를 먹지 않으려면 조금 먹는 것이 좋다. 또한 가슴이 답답하고 열이 나는 것을 없애려면 껍질을 벗겨 식후에 먹는다.
- (이뇨개선) 온몸의 막힌 기가 있을 때는 익은 것을 먹는다.
- (항염증) 입안의 염증에는 참외즙을 마신다.
- (주의사항) 많이 먹으면 오래된 냉병을 재발시키고, 속을 망가뜨리며, 손발에 힘이 없게 한다. 뱃속에 덩어리가 뭉쳐 있거나(정벽, 癥癖) 다리가 뻣뻣한 병(각기, 脚氣)을 앓고 있는 사람은 더욱 먹으면 안 된다.

🌿 **유래·특징**
- 물에 가라앉는 것, 꼭지와 배꼽이 두개인 것은 사람에게 해롭다.

* 문헌은 기본적으로 동의보감 (본초)에서 인용된 것임

참외 씨 참외씨

Cucumis melo L. var. makuwa Makino.

첨과자(甛瓜子)

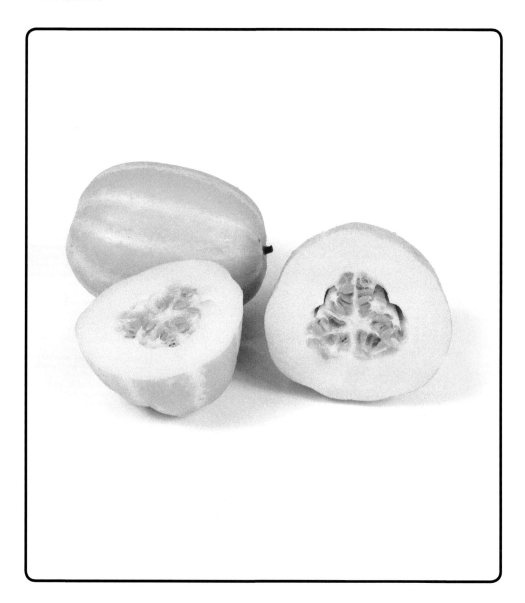

주요성분 : Globulin, Glutelin, Galactose

한의학적 효능
- (항염증) 피고름을 깨뜨리니 위와 장에 생긴 염증에 가장 좋다.
- (여성 건강) 월경이 너무 많은 데도 쓴다.
- (통증개선) 뱃속이 뭉친 경우를 치료한다.
- (구강 건강) 입 냄새를 없앤다.

한의학적 성질
- 성질이 차고 맛은 달며, 독이 없다.

가공 방법
- 볕에 말려서 가루 낸 후 종이 세겹에 싸서 눌러 기름을 짜내고 쓴다.

섭취 방법
- (항염증) 뱃속이 뭉쳐 염증이 생긴 경우에 가루 내어 술에 2~3돈 (6~9g)씩 타서 먹는다.
- (구강 건강) 입 냄새날 때는 참외 씨를 가루 내어 꿀로 앵두만 하게 환을 만들어 매일 아침에 입을 헹구고 한 알씩 녹여 먹는다.

＊문헌은 기본적으로 동의보감 (본초)에서 인용된 것임

동아 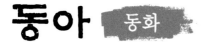 동화

Benincasa cerifera Savi

지지(地芝), 백동과(白冬瓜)

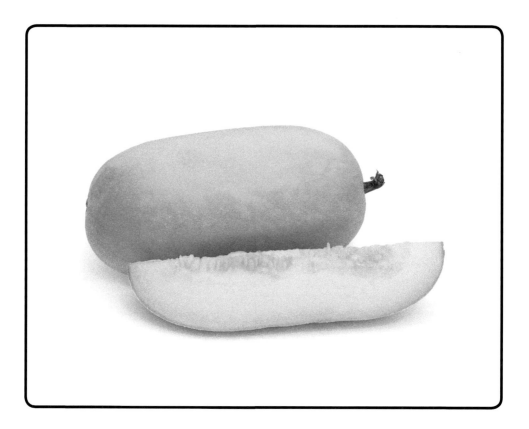

주요성분 : Tartronic acid, Vitamin C

🌿 **한의학적 효능**

- (항당뇨) 몸이 야위고 입이 마른 당뇨병(삼소, 三消)에 주로 쓴다.
- (해열) 열이 쌓인 것을 풀어준다.
- (장 건강) 장을 잘 소통시켜 변비를 없앤다.
- (해독) 단석(丹石)의 독을 제거한다.
- (신장 건강) 신장이 허약하여 생긴 붓기(수장, 水脹)를 제거한다.
- (이뇨개선) 소변을 잘 나오게 한다.
- (스트레스 개선) 마음이 답답한 것을 없애준다.
- (항비만) 살이 빠지고 몸이가벼워 진다.

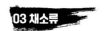

한의학적 성질
- 성질이 약간 차고, 맛은 달며, 독이 없다.

가공 방법
- 국을 끓이거나 절인다.

섭취 방법
- (항당뇨) 몸이 야위고 입이 마른 당뇨병일 때는 찧어서 즙을 내어 마시거나 국을 끓이거나 무쳐서 자주 먹어도 좋다.
- (해열) 쌓인 열을 없애주고 답답함을 멈춰주려면 절여서 먹을 수도 있고, 찧어서 즙을 짜내어 먹기도 한다.
- (장 건강) 대·소장(腸)을 잘 소통시켜 변비를 없애려면 국을 끓이거나 절여서 자주 먹는다.
- (신장 건강) 신장병에 처음 걸려 병세가 급할 때는 삶거나 즙을 내어 먹는다.
- (이뇨개선) 소변이 잦고 통증이 있는 임균 감염증인 임질(淋)에는 즙을 내어 1잔씩 마신다.
- (항비만) 살이 많이 찐 사람이 살을 빼고 싶다면 국을 끓이거나 절여서 오래 먹는 것이 좋다.
- (주의사항) 열이 많은 사람이 먹으면 좋지만, 몸이 찬 사람은 먹으면 야윈다. 병이 오래되거나 음기가 허약하면 먹지 말아야 한다.

  동의보감 [본초] 동의보감 [탄심]

유래·특징
- 지지(地芝)라고도 하는데, 덩굴지어 자란다. 열매가 처음 맺힐 때는 푸른 녹색이다가 서리 내린 후에는 껍질이 분가루를 바른 것같이 하얗게 되어 백동과(白冬瓜)라고 한다.

* 문헌은 기본적으로 동의보감 (본초)에서 인용하였고, 이외의 문헌만 별도로 표시

동아 씨 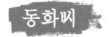 동화삐

Benincasa cerifera Savi
동과인(冬瓜仁), 백동과자(白冬瓜子)

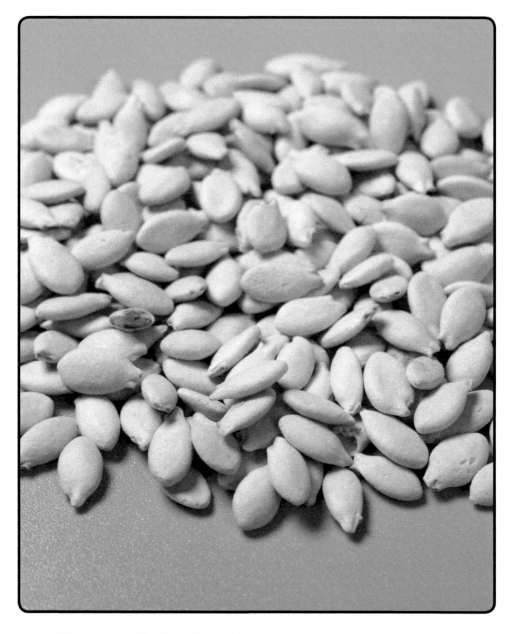

주요성분 : Sapanins, Citrulline, Oleic acid, Linoleic acid, Unsaturated fatty acid

한의학적 효능
- (피부 건강) 피부를 윤기 있게 하고 안색을 좋게 하며, 기미를 없앤다. `동의보감 [입문]`
- (신경보호) 만성 경련(만경풍, 慢驚風)에 주로 쓴다. `동의보감 [특효]`

한의학적 성질
- 성질이 차고, 맛은 달고, 독이 없다. `동의보감 [입문]`

가공 방법
- 서리 내린 후, 8월에 따서 핵을 부수고 씨를 꺼내 약간 볶아 쓴다. `동의보감 [입문]`

섭취 방법
- (피부 건강) 동아씨 3~5되(2.4~4.0kg)를 껍질을 벗기고 가루 내고 꿀로 환을 만들어 30알씩 빈속에 장복하면 사람의 얼굴이 옥처럼 희고 깨끗해진다. 또는 비누를 만들어 자주 사용 한다.
- (신경보호) 만성 경련증에는 가루 내거나 달여 먹는다. `동의보감 [특효]`

유래·특징
- 동과자(冬瓜子)라고도 한다. `동의보감 [입문]`

오이 외

Cucumis sativus L.

황과(黃瓜), 과자(苽子), 호과(胡瓜)

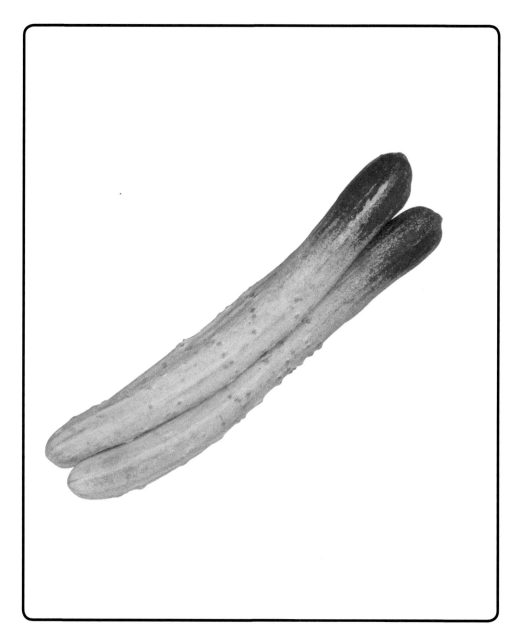

주요성분 : Cucurbitacin C, Vitamin E, Alanine, Arginine

한의학적 효능

- (숙취해소) 소주의 숙취를 잘 풀어준다. 동의보감 [속방]

한의학적 성질

- 성질이 차고 맛은 달며, 독이 없다.

가공 방법

- 날것이나 즙을 낸다. 동의보감 [속방]

섭취 방법

- (숙취해소) 소주의 숙취에는 날것으로 먹거나, 열매와 덩굴을 찧어 즙을 내어 마신다. 동의보감 [속방]
- (주의사항) 많이 먹으면 몸에 차거나 더운 열이 생기기 때문에 말라리아 감염증(학질, 瘧疾)에 걸리기 쉽다.

유래·특징

- 자주 먹는 오이이며, 다 익으면 누렇게 변하기 때문에 황과(黃瓜)라고 한다.

* 문헌은 기본적으로 동의보감 (본초)에서 인용하였고, 이외의 문헌만 별도로 표시

오이 잎 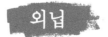 *Cucumis sativus* L.

호과엽(胡瓜葉)

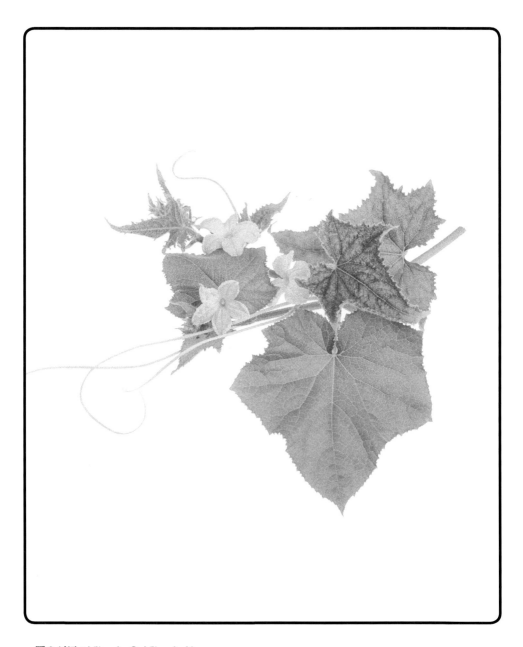

주요성분 : Vitamin C, Vitamin K

한의학적 효능
- (항균) 소아의 말라리아(산벽, 閃癖)에 주로 쓴다.
- (항염증) 악성 종기(호자독, 狐刺毒)로 부은 것을 가라 앉힌다.

한의학적 성질
- 성질이 차고 맛은 달며, 독이 없다.

가공 방법
- 생것이나 즙을 내어 사용한다.

섭취 방법
- (항균) 소아의 말라리아에는 짜낸 즙을 복용해서 토하거나 설사하면 좋아진다.
- (항염증) 악성 종기로 부었을 때는 부은 곳에 찧어 붙인다.

＊문헌은 기본적으로 동의보감 (본초)에서 인용된 것임

채과 월과(越瓜)

Cucumis melo L. var. conomon (Thunb.) Makino

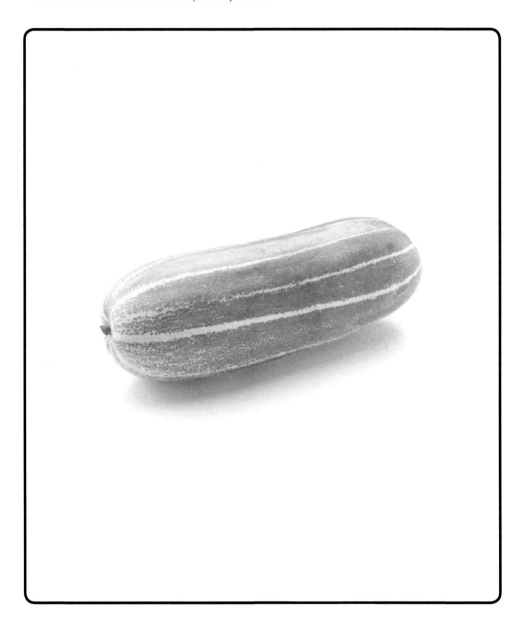

주요성분 : Calcium, Phosphorus, Iron, Citric Acid, Provitamin A

한의학적 효능
- (장, 위 건강) 위와 장(腸胃)을 잘 통하게 한다.
- (해열) 답답하고 목마른 것을 멎게 한다.

한의학적 성질
- 성질이 차고, 맛은 달다.

섭취 방법
- (주의사항) 많이 먹으면 안 된다.

유래·특징
- 월(越) 지역은 현재 중국의 강서성, 절강성, 광주 등을 말하며,
  순백색인데, 월(越) 지방 사람들이 먹는다고 하여 월과(越瓜)라고 한다.

*문헌은 기본적으로 동의보감 (본초)에서 인용된 것임

수세미오이 수세외

Luffa cylindrica (L.) M.Roem.
사과(絲瓜), 천라(天蘿), 천락사(天絡絲)

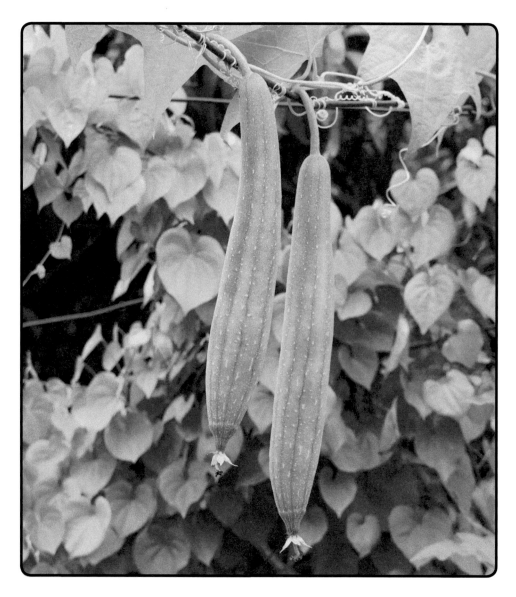

주요성분 : Lucyobroside, Lucyoside O, Lucyoside Q, Lucyoside R, Lucyoside N, Oleanolic acid, 21β-hydroxyhederagenin

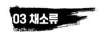
🍃 한의학적 효능

- (항염증) 오래된 종기(악창, 惡瘡)와 소아의 홍역(두진, 痘疹) · 유방 종양(유저, 乳疽) · 못 형태 종기(정창, 丁瘡) · 다리 종기(각용, 脚癰)를 치료한다.
- (해독) 각종 독을 풀어준다. 동의보감 [입문]
- (통증개선 · 구강 건강) 충치나 풍치로 인한 치아 통증을 완화시킨다. 동의보감 [강목]
- (간 건강) 음식으로 인한 담적(積)으로 황달이 생긴 경우를 치료한다. 동의보감 [종효]

🍃 한의학적 성질

- 성질이 차다.

🍃 가공 방법

- 어린 것은 삶아서 생강 · 식초와 함께 먹고, 마른 것은 껍질과 씨를 제거하고 남은 박 속을 그릇 씻는 데 쓴다. 동의보감 [식물]

🍃 섭취 방법

- (통증개선) 풍치나 충치로 인한 통증에는 따뜻한 쌀 식초로 양치하면 좋아진다. 또한 서리 맞아 죽은 늙은 수세미를 태워 가루 내어 아픈 곳에 문질러 준다. 동의보감 [강목]
- (항염증) 종기에는 서리가 내리고 난 후에 다 익은 수세미오이를 껍질 · 뿌리 · 씨와 함께 거두고 전부를 태워 가루내고, 꿀물에 2~3돈(6~9g) 정도 타서 마시면 부은 것이 가라앉고 독이 흩어진다. 동의보감 [입문]
- (간 건강) 음식으로 인한 황달이 생긴 경우에는 수세미오이를 껍질과 씨가 있는 채로 태워서 가루 낸다. 국수로 병이 든 사람은 국수 국물에 타서 먹고, 술로 병이 든 사람은 술에 타서 먹는다. 몇 번 먹으면 좋아진다. 동의보감 [종행]

🍃 유래 · 특징

- 천라(天蘿)라고도 하고, 천락사(天絡絲)라고도 한다. 잎은 우자엽(虞刺葉)이라고 한다. 동의보감 [정전]
- 중국에서 씨를 얻어 옮겨 심었다. 모양이 오이 비슷한데 훨씬 길고 크다. 동의보감 [속방]

* 문헌은 기본적으로 동의보감 (본초)에서 인용하였고, 이외의 문헌만 별도로 표시

단호박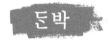

Cucurbita maxima Duchesne

단호(眈瓠)

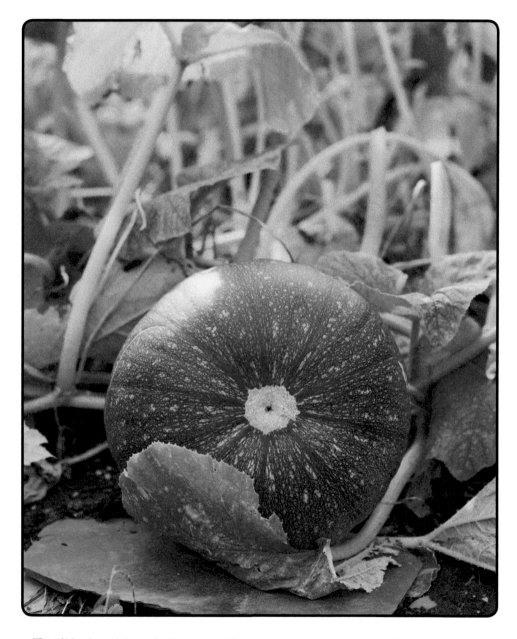

주요성분 : Cucurbitacin D, Kaempferol 3-O-galactoside-7-O-rhamnoside, β-carotene, Oleic acid, Palmitic acid

한의학적 효능
- •(이뇨개선) 소변을 잘 나오게 하여 요로결석(石淋)을 치료한다.
- •(해열) 열로 인한 답답함(煩熱)과 심장의 열을 없애며, 목마른 것을 멎게 한다.
- •(심장, 호흡기계 건강) 심장과 폐의 기능을 원활하게 만든다.

한의학적 성질
- •성질이 차고, 맛은 달며, 독이 없다.

가공 방법
- •나물로 사용한다.

섭취 방법
- •맛이 단 호박으로 보통 나물로 무쳐 먹는다.

＊문헌은 기본적으로 동의보감 (본초)에서 인용된 것임

호리병박 · 속 쓴박

Lagenaria leucantha Rusby

고호(苦瓠), 고호양(苦瓠瓤)

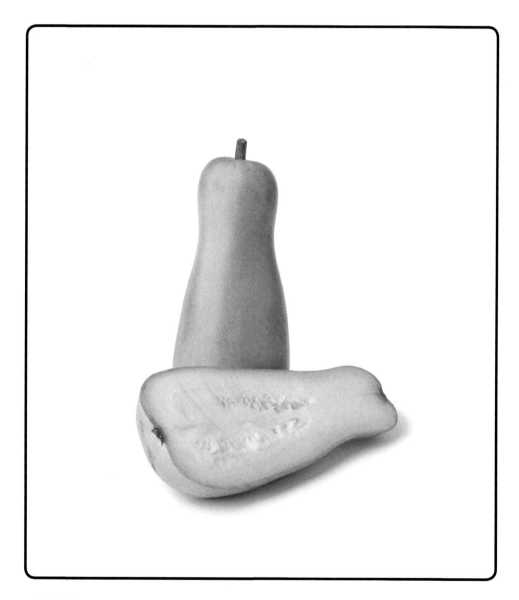

주요성분 : L-shikimic acid, Glucose, Vitamin B, Vitamin C

한의학적 효능
- (신장 건강) 소변을 자주 보게 하여 붓는 증상을 가라앉힌다.
- (간 건강) 황달을 없앤다.
- (이뇨개선) 얼굴 · 눈 · 사지에 생긴 심한 부종을 치료한다.
- (진토작용) 토하게 만든다.

한의학적 성질
- 성질이 차고 맛은 쓰며, 독이 있다.

가공 방법
- 썰어서 달여 사용한다.

섭취 방법
- (신장 건강) 몸이 부었을 때는 흰 박 속을 콩알만 하게 떼어 면포로 감싸서 끓인 뒤 7개씩 빈속에 먹는다. 소변을 자주 보게하여 붓는 증상을 가라앉힌다.
- (간 건강) 황달을 없앨 때는 달여서 즙을 내어 콧속에 떨어뜨린다. 누런 물이 나오면 낫는다.
- (진토 작용) 토하게 하며, 썰어서 달여 먹는데 독이 있으므로 많이 먹으면 안 된다. 구토가 멎지 않으면 생강물을 마셔서 풀어준다.

유래 · 특징
- 호리병박을 고를 때는 반드시 무늬가 곱고 깨끗한 것을 골라야 한다. 그렇지 않은 것은 독이 있다.

*문헌은 기본적으로 동의보감 (본초)에서 인용된 것임

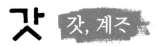 갓 갓, 계즈

Brassica juncea (L.) Czern

황개(黃芥) · 자개(紫芥) · 백개(白芥) · 개채(芥菜)

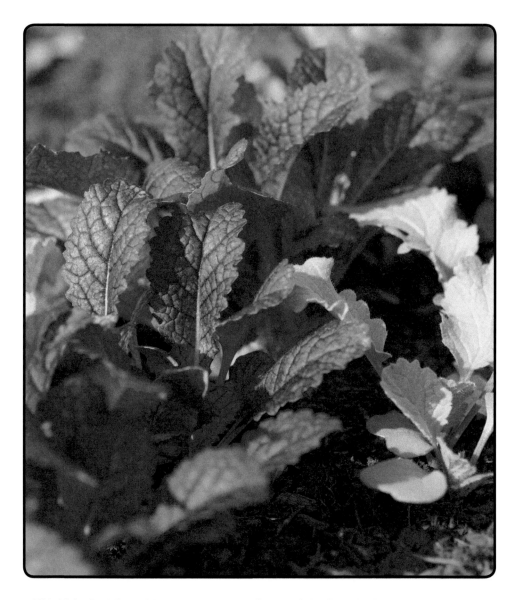

주요성분 : Cyclobrassinin sulfoxide , Indole-3-acetonitrile, Brassilexin,
1-cyano-2,3-epithiopropane, Gluconapi, Tropine, Lutein, Antheraxanthin,
Violaxanthin, Neoxanthin

한의학적 효능
- •(신장 건강) 신장의 나쁜 기(신사, 腎邪)를 제거한다.
- •(혈행개선) 온몸의 잘 소통시킨다.
- •(눈 건강) 눈과 귀를 밝게 한다.
- •(호흡기 건강) 기침과 상기된 것을 가라 앉힌다.
- •(소화기계 건강) 속을 따뜻하게 만든다.
- •(신경보호) 머리와 얼굴에 온 중풍(두면풍, 頭面風)을 제거한다.
- •(항피로) 온몸을 편안하게 할 수 있다.

한의학적 성질
- •성질이 따뜻하고, 맛은 매우며, 독이 없다.

가공 방법
- •노란 갓(黃芥)과 보라색 갓(紫芥)은 절여서 먹는데 맛이 매우 좋고, 흰 갓(白芥)은 약에 쓴다.

섭취 방법
- •(혈행개선) 삶아 먹으면 다른 어떤 채소보다 기를 잘 움직이게 한다.
- •흰 갓(白芥)은 나물을 무쳐 먹으면 몹시 매우면서도 맛이 좋다.

유래·특징
- •배추 비슷한데 털이 있고 맛이 매우 매우며, 잎이 큰 것이 좋다.
- •겨자의 맛(藥味)은 코와 관련이 깊다.
- •노란 갓(黃芥) · 보라색 갓(紫芥) · 흰 갓(白芥)이 있다.
- •흰 갓(白芥)은 본래 서융(西戎)에서 왔으며, 겨자같이 생겼는데, 잎이 흰색이다.

* 문헌은 기본적으로 동의보감 (본초)에서 인용된 것임

갓 씨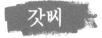

Brassica juncea (L.) Czern
개채자(芥菜子)

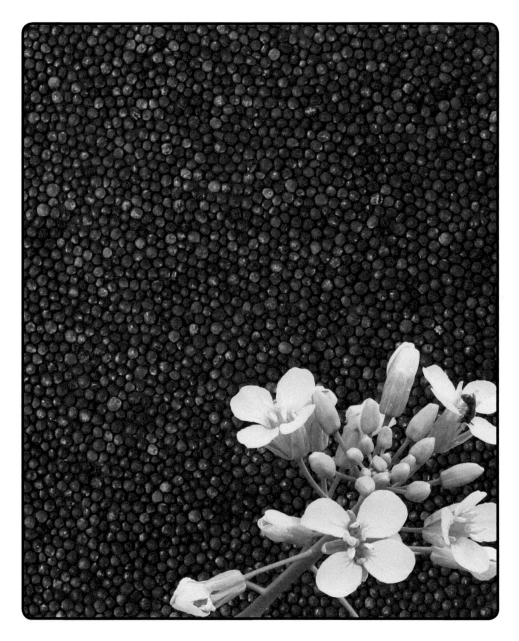

주요성분 : Sinalbin, Myrosin, Sinapine, 4-hydroxybenzoylcholine, 4-hydroxybenzylamine

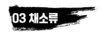

한의학적 효능

- (항균) 감염으로 인한 붓고 마비되는 증상을 치료한다.
- (혈행개선) 부딪히거나 맞아서 생긴 어혈을 풀어준다.
- (신장 건강) 신장이 차고 아픈 것과 귀가 먹먹한 것을 치료한다.
- (심장 건강) 심장 통증을 완화시킨다.
- (통증개선) 전염병에 전염되어 처음에 머리가 아플 때에 치료한다.
  `동의보감 [종행]`

한의학적 성질

- 성질이 따뜻하고 맛은 매우며, 독이 없다.

가공 방법

- 볶아서 가루 내어 사용한다.

섭취 방법

- (혈행개선) 부딪히거나 맞아서 생긴 어혈에는 볶아서 가루 내어 장을 담가 먹는다.
- (신장 건강) 신장이 차서 통증이 있을 때는 볶아서 가루 내어 장을 담가 먹는다. 귀가 먹먹할 때는 찧어서 가루내고 우유와 섞어 환을 만들어 복용하거나 솜으로 싸서 귀를 막고 하루에 2번 바꿔준다.
- (심장 건강) 심장 통증이 있을땐 술과 식초를 넣고 갈아서 그 즙을 마신다.
- (항균) 천연두(痘)가 시원하게 돋지 않고, 색깔이 붉거나 윤기(홍륜, 紅潤)가 나지 않을 때는 겨자 가루를 끓인 물에 타서 졸여서 소아의 발바닥 가운데에 발라 준다. 그리고 마르면 다시 발라 준다. 이렇게 하면 천연두가 생기 있는 붉은색으로 나온다. `동의보감 [입문]`
- (통증개선) 전염병에 전염되어 처음에 머리가 아플 때에는 갓 씨를 가루 내어 배꼽에 채우고 옷 1겹을 덮고 뜨거운 것으로 찜질하고 땀이 나오면 병이 낫는다. 어린 줄기를 삶아서 나물을 무쳐 먹어도 좋다.
  `동의보감 [종행]`

* 문헌은 기본적으로 동의보감 (본초)에서 인용하였고, 이외의 문헌만 별도로 표시

흰 겨자 씨 흰계즈씨

Brassica juncea (L.) Czern

백개자(白芥子)

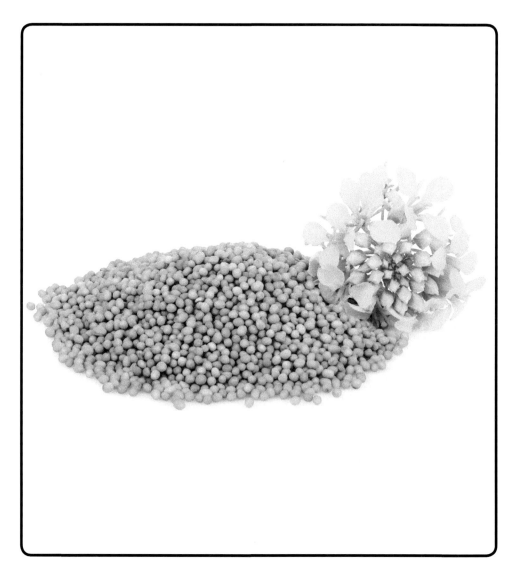

주요성분 : Glucosinolate, Sinapin, Myrosinase, Sinapine, 4-hydroxybenzoylcholine, 4-hydroxybenzylamine.

한의학적 효능
- (해열) 기가 위로 올라와 땀이 날 때 주로 쓴다.
- (혈행개선) 가슴에 차가운 담적이 있을 때 주로 쓴다.
- (간 건강) 얼굴이 누렇게 되었을 때 주로 쓴다. 동의보감 [입문]

한의학적 성질
- 성질이 따뜻하고, 맛은 매우며, 독이 없다.

가공 방법
- 약간 볶은 후에 잘게 부수어 쓴다. 동의보감 [입문]

섭취 방법
- (혈행개선) 비정상적 체액이 뭉친 담적이 피부와 내막 사이에 있을 때는 약간 볶은 후에 잘게 부수어 쓴다. 동의보감 [입문]
- (간 건강) 비정상적 체액이 뭉친 담적이 옆구리 밑에 있을 때는 흰 겨자 씨가 아니면 치료할 수 없는데 가루 내거나 달여 먹는다. 동의보감 [단심]

유래·특징
- 씨가 크면서 흰 좁쌀 같이 흰 것이 약에 넣기에 가장 좋다. 동의보감 [입문]

* 문헌은 기본적으로 동의보감 (본초)에서 인용하였고, 이외의 문헌만 별도로 표시

상추 부루

Lactuca sativa L.

와거(萵苣)

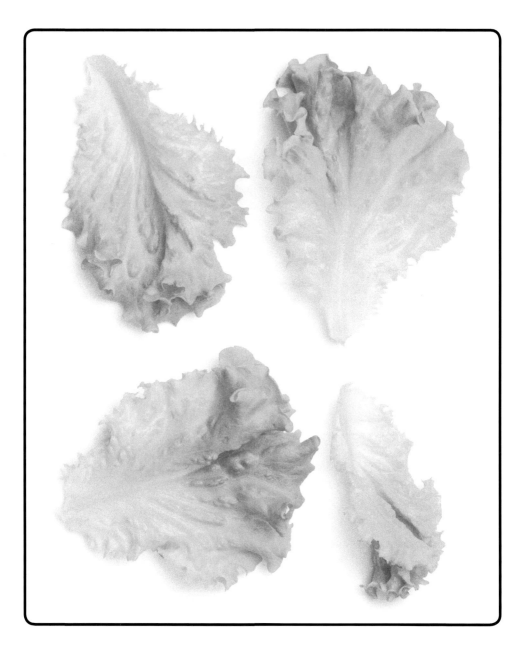

주요성분 : Apigenin-7-O-glucoside, Astragalin, Caffeic acid, Caftaric acid, Chlorogenic acid, Ferulic acid, Genistein, Lutein, Luteolin, Quercetin

한의학적 효능
- (근력강화, 뼈 건강) 주로 근육과 뼈를 보강한다.
- (혈행개선) 온몸의 기를 잘 소통시킨다.
- (스트레스 개선) 가슴에 막힌 기운을 풀어준다.
- (항치매) 총명하게 만든다.
- (항피로) 잠을 적게 자게 한다.
- (치아 건강) 치아를 희게 한다.
- (해독) 뱀에 물린 것을 치료한다. `동의보감 [입문]`

한의학적 성질
- 성질이 차고, 맛은 쓰며, 독이 약간 있다. `동의보감 [입문]`

섭취 방법
- (주의사항) 몸이 차가운 사람이 먹으면 배가 차가워지지만, 사람에게 해로울 정도는 아니다. `동의보감 [입문]`

유래·특징
- 요즘 사람들이 채소 중에 자주 먹는 것이다. `동의보감 [입문]`
- 백상추는 맛과 효능이 모두 적상추와 같다. 모양 또한 비슷한데, 흰털이 있는 것이 다르다.

＊ 문헌은 기본적으로 동의보감 (본초)에서 인용하였고, 이외의 문헌만 별도로 표시

씀바귀 고줏바기

Ixeridium dentatum (Thunb.) Tzvelev

유동(遊冬), 고채(苦菜)

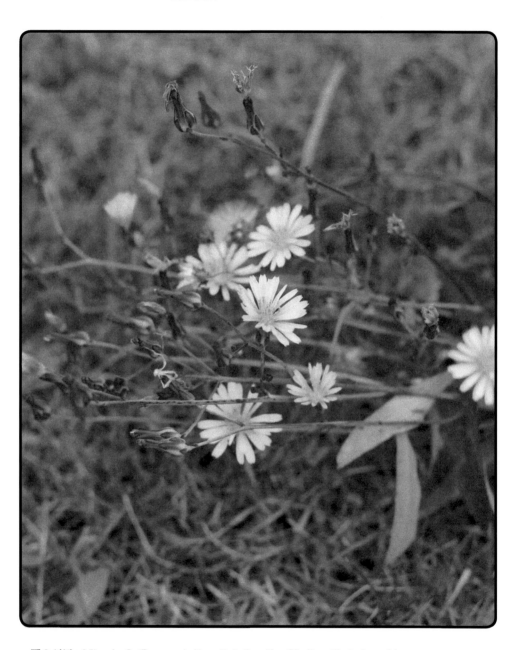

주요성분 : Vitamin C, Taraxerol, Mannitol, Cerotin, Choline, Tartaric acid

한의학적 효능
- (혈행개선) 온몸의 안 좋은 기(邪氣)를 몰아내는데 주로 쓴다.
- (해열) 속의 열을 없앤다.
- (스트레스 개선) 심신(心神)을 안정시킨다.
- (항염증) 잘 낫지 않은 종기(惡瘡)를 치료한다.

한의학적 성질
- 성질이 차고, 맛은 쓰며, 독이 없다.

가공 방법
- 3월 3일에 캐어 그늘에서 말린다.

섭취 방법
- (혈행개선) 열로 인해 생긴 담적이 있을 때는 나물로 무쳐서 자주 먹는다.
- (항염증) 줄기에서 나는 흰 즙을 사마귀에 바르면 사마귀가 저절로 떨어진다. 동의보감 [입문]

유래·특징
- 밭이나 들판에서 자라는데, 추운 겨울에도 죽지 않아 유동(遊冬)이라고도 한다. 잎은 고거(苦苣)와 비슷하지만 가는데, 자르면 흰 즙이 나온다. 꽃은 노란색으로 국화꽃과 비슷하다.

* 문헌은 기본적으로 동의보감 (본초)에서 인용하였고, 이외의 문헌만 별도로 표시

고들빼기 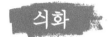 *Youngia sonchifolia Maxim.*

야거(野苣), 편거(褊苣), 고거(苦苣)

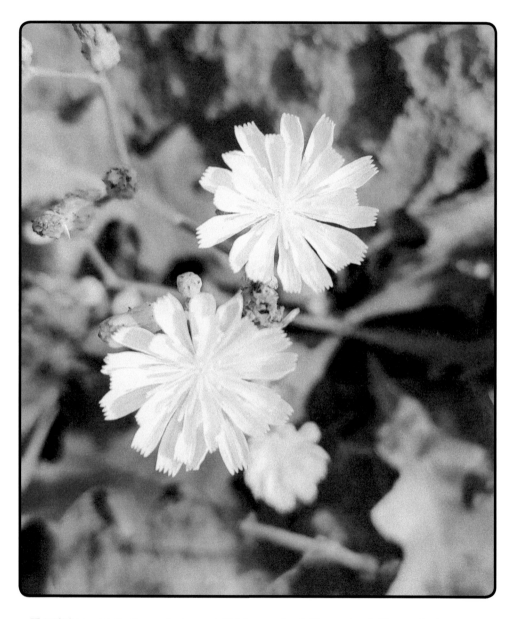

주요성분 : α-amyrin, β-amyrin, Lupeol, Psi-taraxasterol, Taraxasterol, Germanicol, β-sitosterol, Campesterol, Stigmasterol

한의학적 효능
- (혈행개선) 모든 장기를 잘 소통시켜 조화롭게 만든다.
- (간 건강) 황달을 치료한다.
- (항비만) 몸을 가볍게 하고 잠을 적게 자게한다.
- (항염증)피와 고름이 나오는 세균성 장염(赤白痢)에 주로 쓴다.
- (해열)뼈가 타는 듯한 열(骨蒸)에 주로 쓴다.

한의학적 성질
- 성질이 차고 맛은 쓰다.

섭취 방법
- (혈행개선) 모든 경락을 잘 소통시키려면 자주 먹어야 한다.
- (항비만) 비록 차지만, 사람에게 매우 유익해서 오래 먹어도 된다.

유래·특징
- 고거는 야거(野苣)이다. 편거(褊苣)라고도 한다.

＊문헌은 기본적으로 동의보감 (본초)에서 인용된 것임

냉이 나이

Capsella bursa-pastoris (L.) L.W. Medicus
제채(薺菜)

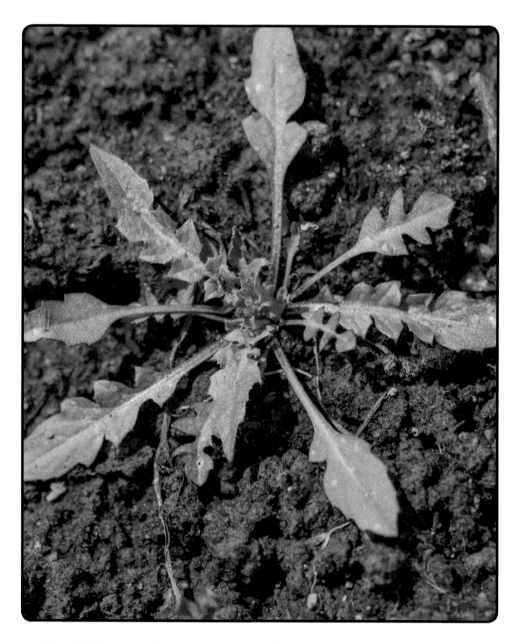

주요성분 : Methionine , Proline , Aspartic acid, Cysteine, Arginine, Tyramine, Vitamin C,
Alanine, Leucine ,Glutamic acid , Acetyl choline, Adonitol, Sorbitol, Sinigrin

한의학적 효능
- (간 건강) 간의 기(肝氣)를 잘 소통시킨다.
- (소화기계 건강) 속을 조화롭게 하여 편안하게 만든다.
- (혈행개선) 온몸의 장기를 잘 통하게 한다.
- (눈 건강) 눈을 밝게 한다.
- (항균) 피와 고름이 나오는 세균성 장염(痢疾)을 치료한다.

한의학적 성질
- 성질이 따뜻하고, 맛은 달며, 독성이 없다.

가공 방법
- 삶거나 태워서 재를 낸다.

섭취 방법
- (간 · 눈 건강) 삶아서 죽을 쑤어 먹으면 피를 보충하여 간에 좋으며 눈을 밝게 한다.
- (항균) 태워서 재를 낸 것은 피와 고름이 나오는 세균성 장염인 이질을 치료하는 데 효과가 매우 좋다.

유래·특징
- 밭이나 들판에서 나는데, 추운 겨울에도 죽지 않는다.
- 8월은 음 속에 양이 있는 달이니 양기가 발생한다. 그래서 추석(中秋)에 냉이와 보리가 다시 나는 것이다. 동의보감 [참동계주]

* 문헌은 기본적으로 동의보감 (본초)에서 인용하였고, 이외의 문헌만 별도로 표시

더덕 사삼(沙蔘)

Codonopsis lanceolata (Siebold & Zucc.) Benth. & Hook.f. ex Trautv.

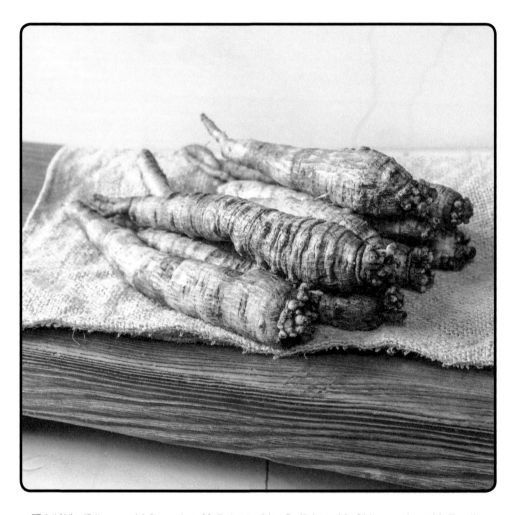

주요성분 : Triterpenoid Saponins, (-)-Epicatechin, Caffeic acid, Chlorogenic acid, Ferulic acid, Ursolic acid, Vitamin C, Leucine

한의학적 효능
- (호흡기 · 소화기계 건강) 소화기관과 폐의 기를 보강한다.
- (남성 생식기 건강) 음경과 고환이 당기는 것((산기, 疝氣))을 치료한다.
- (항염증) 고름을 빼내며, 종기로 부은 것(종독, 腫毒)을 없앤다.
- (신경보호) 중풍을 발산하여 치료한다.
- (항피로) 잠이 많고 자주 자려고 하는 것을 치료한다.
- (간 건강) 간의 기를 보강한다.

한의학적 성질
- 성질이 약간 차고, 맛은 쓰며, 독이 없다.

가공 방법
- 2월과 8월에 캐어 볕에 말린다.

섭취 방법
- (호흡기 건강) 폐 속의 음기를 보강할 땐 달여 먹거나 절여서 자주 먹는 것이 좋다.
- (남성 생식기 건강) 음경과 고환이 당겨 죽을 것처럼 아플 때는 가루 내어 술로 2돈(6g)씩 먹거나, 1냥(30g)을 썰어 물에 달여 먹으면 좋다.
- (항피로) 잠이 많을 땐 삶아 먹거나 나물을 무쳐 먹는다.
- (간 건강) 간의 기를 보강할 땐 달여 먹거나 나물로 무쳐서 자주 먹는다.

유래 · 특징
- 산 속에서 난다. 잎은 구기자 잎과 비슷하고, 뿌리는 희고 실한 것이 좋다. 싹과 뿌리를 캐어 나물로 무쳐 먹으면 좋다.

* 문헌은 기본적으로 동의보감 (본초)에서 인용된 것임

모싯대 계로기

Adenophora remotiflora (Siebold & Zucc) Miquel

제니(薺苨)

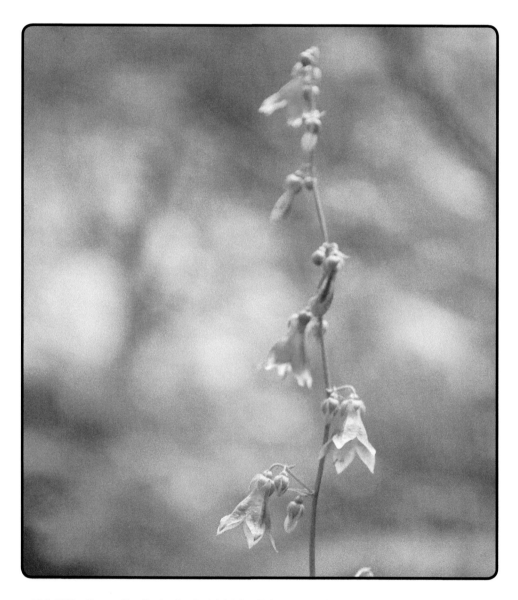

주요성분 : Quercetin, Myricetin, Delphinidin, Epicatechin, Catechin

한의학적 효능	•(해독) 온갖 약의 독을 풀어주며, 독화살에 맞은 상처나 뱀이나 벌레에 물린 것을 치료한다. •(살충) 기생충을 죽인다.
한의학적 성질	•성질이 차고, 맛은 달며, 독이 없다.
가공 방법	•2월과 8월에 뿌리를 캐어 볕에 말린다. •싹은 삶아 먹고 뿌리는 포(脯)를 만들어 먹는데, 맛이 아주 좋다.
섭취 방법	•(해독) 뱀이나 벌레에 물린 데 붙인다.
유래·특징	•인삼과 비슷한데, 잎이 작은 것이 다르다. 뿌리는 도라지와 비슷한데, 가운데에 심이 없는 것이 다르다. •산 속에서 난다. 보통 약보다 채소로 먹는다.

＊문헌은 기본적으로 동의보감 (본초)에서 인용된 것임

도라지 도랏

Platycodon grandiflorum (Jacq.) A. DC.

길경(桔梗)

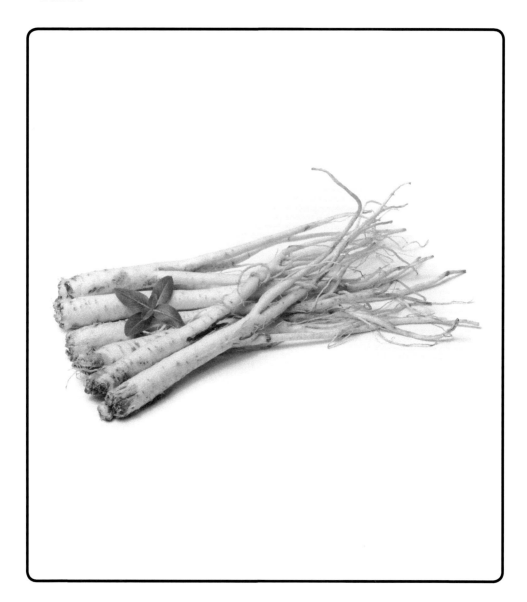

주요성분 : Platycodin A , Platycodin B , Platycodin C , Platycodin D , Platycodin D2 ,
Platycodigenin

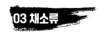

한의학적 효능
- (호흡기 건강) 폐의 열로 숨이 가쁜 것을 치료한다.
- (항염증) 인후염으로 목이 아플 때 치료한다.
- (혈행개선) 온갖 기를 내린다.
- (살충) 기생충을 죽인다.
- (통증개선) 가슴과 옆구리가 아프고 배에 가스가 많이 차서 아플 때 치료한다.

한의학적 성질
- 성질이 약간 따뜻하고, 맛은 맵고 쓰며, 독이 조금 있다.

가공 방법
- 2월과 8월에 뿌리를 캐어 볕에 말린다.

섭취 방법
- (호흡기 건강) 폐의 열로 숨이 가쁠 때는 가루 내거나 달여 먹는게 좋다.
- (항염증) 목이 아프고 인후염이 있을 때는 도라지와 감초를 같은 양으로 하여 물에 달여 조금씩 먹는다. 인후염이 심하여 뺨까지 붓고 숨을 가쁘게 내쉴 때는 도라지 2냥(60g)을 썰어 물 3되(5.4L)를 붓고 1되(1.8L)가 될 때까지 달여 3번에 나누어 먹는다.
- (통증개선) 배에 가스가 차고 아플 때는 썰어서 진하게 달여 먹는다.

궁합이 맞는 재료
- 감초(甘草)

유래·특징
- 산 속에서 난다.
- 도라지는 모든 약을 실어 아래로 내려가지 않게 하고 기혈을 끌어올리니 배의 노와 같은 역할을 하는 약이다. 동의보감 [단심]
- 요즘은 나물로 만들어 사계절에 자주 먹는다. 동의보감 [속방]

* 문헌은 기본적으로 동의보감 (본초)에서 인용하였고, 이외의 문헌만 별도로 표시

파 흰밑

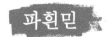 파흰민

Allium fistulosum L.
총백(葱白)

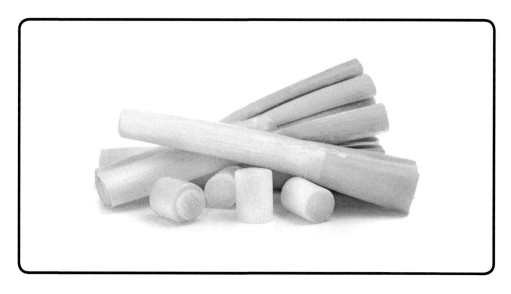

주요성분 : Allicin, Ferulic acid, Isoquercitrin, Quercetin, Sinapic acid, Kaempferol

한의학적 효능
- (항염증) 감기로 춥거나 열이 있고 얼굴과 눈이 붓거나 인후염(喉痺)을 치료한다.
- (여성 건강) 임산부의 태반을 안정시킨다.
- (눈 건강) 눈을 밝게 하며, 간의 열(肝邪)을 내린다.
- (장 건강) 오장을 잘 통하게 하여 대·소변을을 잘 나오게 한다.
- (해독) 온갖 약의 독을 풀어준다.
- (관절 건강) 다리가 나무처럼 뻣뻣해지는 각기(脚氣)를 치료한다.
- (지혈) 치질로 인한 하혈을 멈추게 한다.
- (신장 건강) 신장의 차가운 기가 치밀어 오르는 분돈(奔豚)을 치료한다.
- (위 건강) 명치(위)가 아픈 것을 완화 시킨다. 동의보감 [강목]
- (소화기계 건강) 속을 따뜻하게 만든다. 동의보감 [속방]

한의학적 성질
- 성질이 서늘하고, 맛은 매우며, 독이 없다.

🌿 **가공 방법**

- 총백과 총시를 배합하여 달인다. 동의보감 [본초] 동의보감 [강목]

🌿 **섭취 방법**

- (항염증) 감기 초기에 머리가 아프고 몸에서 열이 나면 바로 총시탕을 먹어야 한다. 총백 한 줌과 두시 1홉(70g), 생강 5쪽을 물에 달여 따뜻할 때 마시고 땀을 낸다.
- (항염증) 유행병으로 머리가 아프고 열이 나며, 미칠 것 같이 정신 없을 때는 큰 총백 20개를 진하게 달여 마신다.
- (항염증) 붉고 고름이 섞인 세균성 장염에는 총백 1줌을 얇게 썰어 쌀과 함께 죽을 쑤어 먹는다. 생식기가 붓고 아랫배 통증에는 총백을 가늘게 썰어 소금을 넣어 볶은 것으로 찜질한다. 동의보감 [강목]
- (장 건강) 대·소장을 소통시켜 변비를 없애려면 즙을 내어 마시거나 달인 물마신다. 또는 총백을 짓찧고 식초와 섞은 후 아랫배에 붙이면 효과가 좋다. 동의보감 [강목]
- (신장 건강) 총백과 총시를 배합하여 신장의 차가운 기가 치밀어 오르는 증상이 있을 때는 물에 달여 먹는다. 동의보감 [강목]
- (위 건강) 명치(위)가 죽을 것처럼 아플때는 오래된 총백 3~5뿌리를 갈아서 졸인 참기름 4냥120(㎖)을 넣어 아플 때 마다 1~2수저 씩 복용한다. 동의보감 [강목]
- (소화기계 건강) 뱃속이 차가울 때는 진하게 달여 먹거나 얇게 썰어서 소금을 넣고 볶아 뜨거운 채로 찜질하면 좋다. 동의보감 [속방]
- (지혈) 치질로 인한 하혈이 있을 때는 많은 양을 진하게 달여 그릇에 담아 김을 쏘이면 바로 좋아진다. 동의보감 [특효]

🌿 **궁합이 맞는 재료**

- 두시(豆豉), 생강(生薑)

🌿 **유래·특징**

- 파는 채소 중에 으뜸이다. 냄새가 나지만 유용하다. 금이나 옥을 녹이기도 한다.
- 동총(凍葱)이라고 하는 것은 겨울을 지나도 죽지 않기 때문에 붙인 이름이다. 파 밑을 쪼개어 심은 것은 씨가 맺히지 않는데, 이것이 식용이나 약용에 가장 좋다.
- 겨울에 먹는 것이 좋으며 양념으로만 쓴다.

* 문헌은 기본적으로 동의보감 (본초)에서 인용하였고, 이외의 문헌만 별도로 표시

파 열매 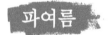 *Allium fistulosum L.*

총자(葱子), 총실(葱實)

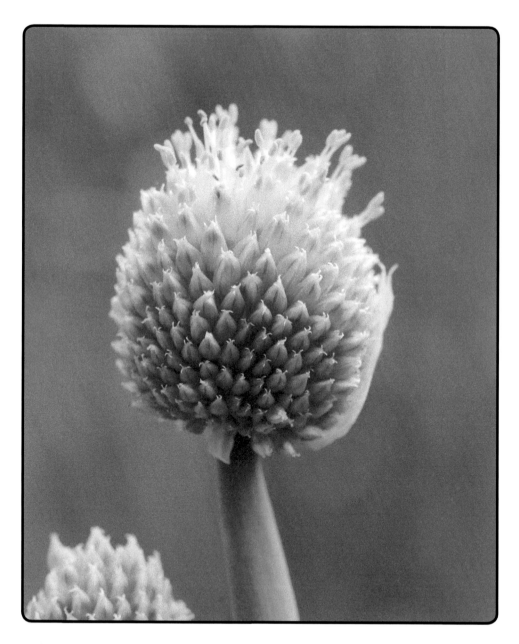

주요성분 : S-propeny 1-1- eine sulfoxide

🍃 **한의학적 효능**
....

- (눈 건강) 눈을 밝게 한다.
- (소화기계 건강) 속을 따뜻하게 만든다.
- (신장 건강) 신장의 정기(精氣)를 보태 준다.

🍃 **한의학적 성질**
....

- 성질이 서늘하고, 맛은 매우며, 독이 없다.

🍃 **유래·특징**
....

- 파의 열매이다.

* 문헌은 기본적으로 동의보감 (본초)에서 인용된 것임

파 뿌리 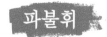 *Allium fistulosum L.*

총수(葱鬚), 총근(葱根)

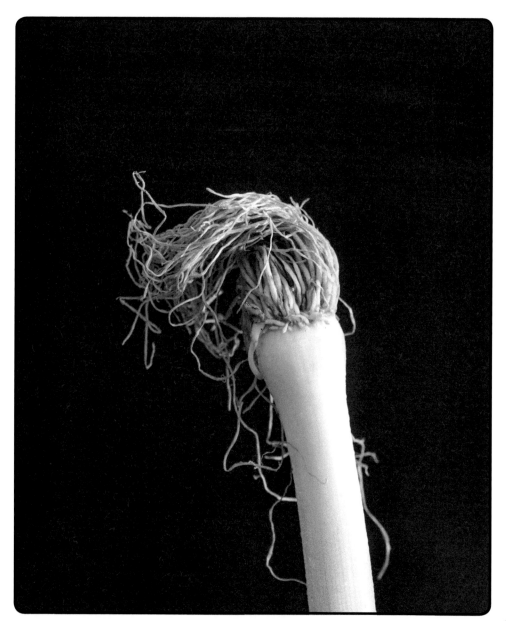

주요성분 : 6-Ethyl-4,5,7-trithia-8-decene, Vitamin C, Dioscin, Fistuloside A, Fistuloside B, Fistuloside C

한의학적 효능 • 성질이 서늘하고, 맛은 매우며, 독이 없다.

한의학적 성질 • (항염증 · 통증개선) 외부 찬 기운에 의한 전두엽 두통에 주로 쓴다.

가공 방법 • 달여서 마시거나 씻는다.

섭취 방법 • (항염증 · 통증개선) 수염뿌리가 달린 것은 감기로 인한 두통이 있을때는 달여 먹고 땀을 내면 효과가 있다. 또한 얼굴과 눈이 부었을 때는 달여서 마시고, 얼굴을 씻는다.

유래·특징 • 파의 뿌리이다.

＊문헌은 기본적으로 동의보감 (본초)에서 인용된 것임

파 꽃 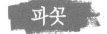 *Allium fistulosum L.*
총화(葱花)

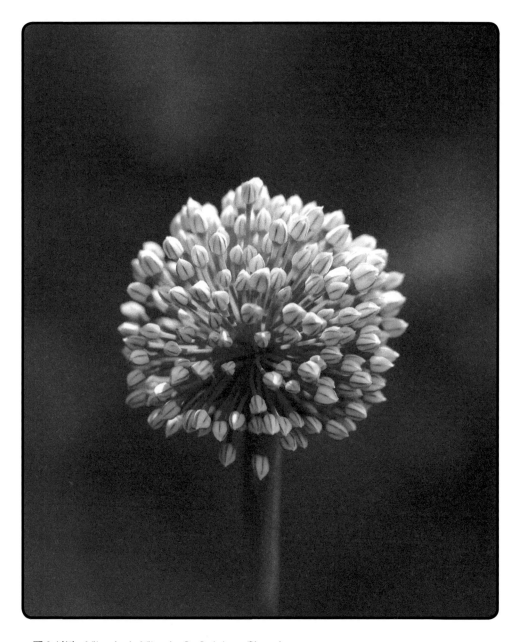

주요성분 : Vitamin A, Vitamin C, Calcium, Phosphorus

한의학적 효능 • (위 건강 · 통증개선) 명치 아래인 위장 통증(비심통, 脾心痛)에 주로 쓴다.

한의학적 성질 • 성질이 서늘하고, 맛은 매우며, 독이 없다.

* 문헌은 기본적으로 동의보감 (본초)에서 인용된 것임

파 잎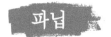

Allium fistulosum L.
총엽(葱葉)

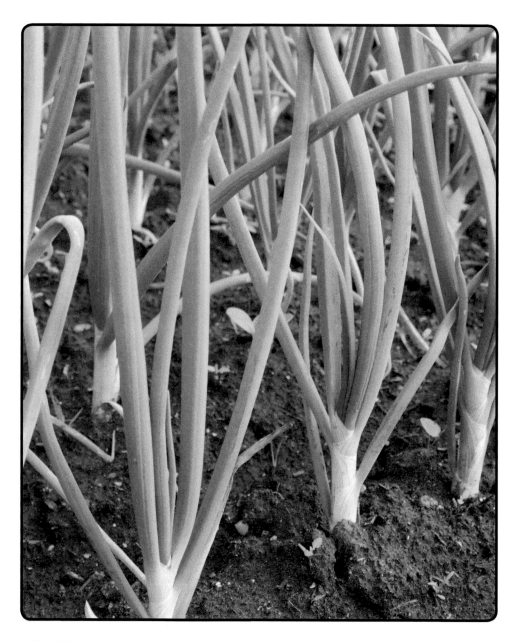

주요성분 : Hemicellulose, α-cellulose, Lignin

🍃 **한의학적 효능**
- (간 건강) 감염으로 인한 황달을 치료한다.
- (눈 건강) 눈을 밝게 만든다.
- (피부 건강) 피부병을 치료한다.
- (신경보호) 중풍을 치료한다.
- (신장 건강) 신장의 기가 약하여 부은 것을 치료한다.
- (해열) 치질로 항문에서 열이 나고 부었을 때 주로 쓴다.
- (항염증) 파상풍을 치료한다.

🍃 **한의학적 성질**
- 성질이 서늘하고, 맛은 매우며, 독이 없다. `동의보감 [본초]`

🍃 **가공 방법**
- 갈아서 즙을 내거나 달인다.
- 잿불에 묻어 잘 익힌 뒤 거친 껍질을 벗겨낸다. `동의보감 [본초]`

🍃 **섭취 방법**
- (간 · 눈 건강) 감염으로 황달이 생겨 사람을 보아도 알아보지 못하는 경우에 생파를 잿불에 묻어 잘 익힌 뒤 거친 껍질을 벗겨내고 남은 심을 짜서 즙을 내어 참기름에 넣어 복용한다.
- (해열) 항문에 열이 나고 부었을 땐 파의 푸른 잎을 갈라서 즙을 내고, 꿀을 넣고 잘 섞어 놓는다. 먼저 항문을 약을 달인 물로 씻고 치핵 위에 이것을 붙이면 열이 빠져 나가 얼음처럼 차가워진다. `동의보감 [본초]`

*문헌은 기본적으로 동의보감 (본초)에서 인용하였고, 이외의 문헌만 별도로 표시

양파 호총(胡葱)

Allium cepa L.

자총(紫葱)

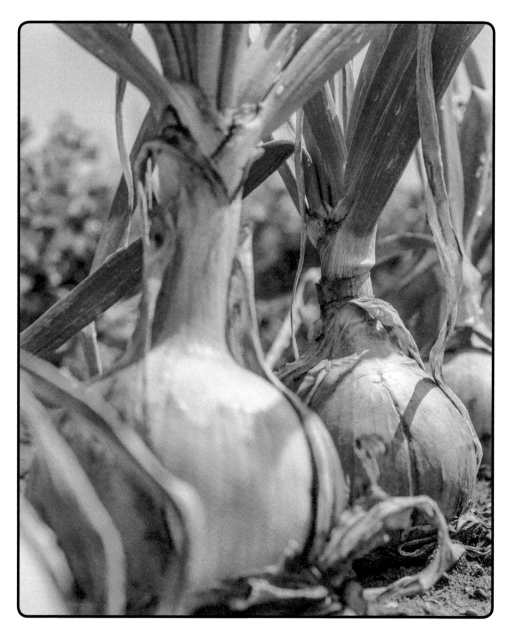

주요성분 : Isoquercitrin, Isorhamnetin-3,4'-diglucoside, Quercetin, Quercetin
3,4'-O-diglucoside, Quercetin 4'-O-monoglucoside, Vitamin C, Leucine

🍃 **한의학적 효능**	• (소화기계 건강) 속을 따뜻하게 하고 음식물을 소화시킨다. • (장 건강) 기를 내리고 대변을 원활히 소통시킨다. • (살충) 기생충을 죽인다.
🍃 **한의학적 성질**	• 성질이 따뜻하고, 맛은 매우며, 독이 없다.
🍃 **섭취 방법**	• (주의사항) 오래 먹으면 정신(神)이 피로하다.

🍃 **유래·특징**	• 마늘 비슷한데 모양은 둥그스름하고 껍질은 붉으며, 약간 길고 뾰족하다.
	  5~6월에 캔다. 이것 또한 훈채(葷菜)의 하나이다. 맛은 파와 비슷한데,
	  그다지 맵지는 않다.
	• 맛은 파와 비슷한데, 그다지 맵지는 않다. 자총(紫葱)을 말하는 것 같다.
	  동의보감 [속방]

* 문헌은 기본적으로 동의보감 (본초)에서 인용하였고, 이외의 문헌만 별도로 표시

마늘 마늘

Allium sativum L.

대산(大蒜), 택산(澤蒜), 천사호(天師葫), 호산(葫蒜)

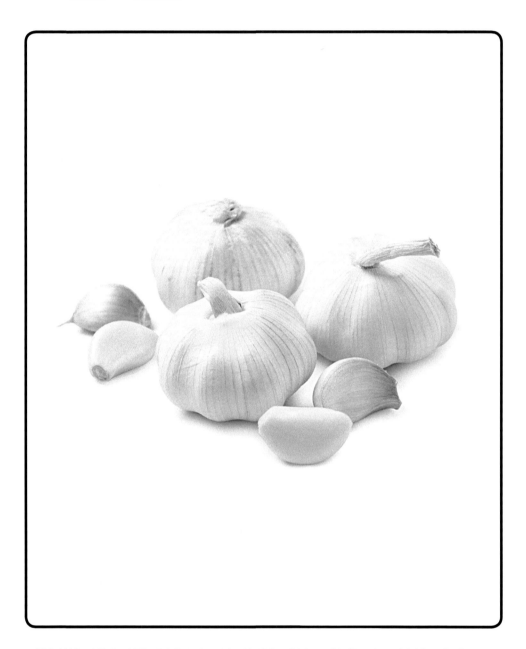

주요성분 : Allicin, Alliin, Diallyl trisulfide, Methiin, Oleic acid, Stearic acid, Vitamin C

한의학적 효능
- (피부 건강) 주로 종기(癰腫)를 발산시켜 없앤다.
- (관절 건강) 풍과 습으로 인한 관절질환을 제거한다.
- (항균) 말라리아 열병(瘴氣)를 없앤다.
- (항암) 기가 뭉친 덩어리(痃癖)를 풀어준다.
- (위 건강) 속을 튼튼하게 하고 위(胃)를 따뜻하게 한다.
- (살충) 기생충을 죽인다.
- (해독) 뱀이나 벌레에 물린 것을 치료한다.
- (통증개선) 통증을 완화시킨다.

한의학적 성질
- 성질이 따뜻하고 맛은 맵다.

가공 방법
- 5월 5일에 캔다.

섭취 방법
- (항균) 음력 정월에 오신(五辛)인 마늘, 파, 부추, 염교, 생강을 먹어서 전염병(역기, 疫氣)을 쫓아낸다.
- (항암) 기가 뭉친 덩어리(현벽, 痃癖)가 있을 때는 자주 먹어야 한다.
- (주의사항) 오래 먹으면 간과 눈이 안 좋아지며, 머리카락이 빨리 희어지게 된다.

유래·특징
- 마늘은 훈채(葷菜)의 하나이다. 매운 냄새가 워낙 강해서 그냥 먹기가 힘들다.
- 정원이나 밭에 심는데, 통마늘은 캐낸 후에 여러 해 묵은 것이 좋다.

* 문헌은 기본적으로 동의보감 (본초)에서 인용된 것임

외톨 마늘 독두산(獨頭蒜)

Allium sativum L.

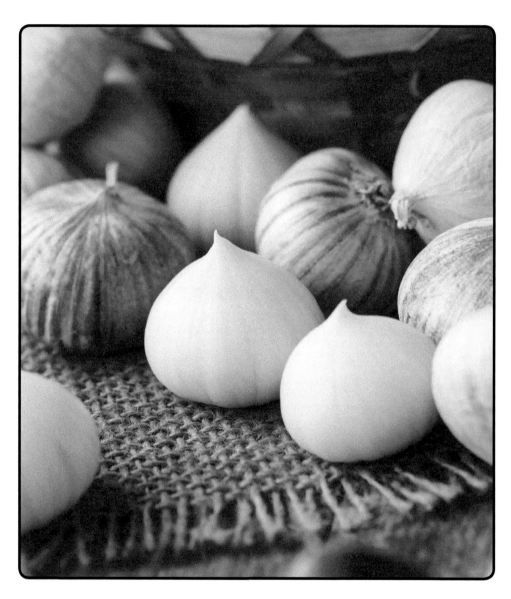

주요성분 : Diallyl sulfide, Allyl methyl sulfide, Guanosine, Allixin, Thiamamidine, Thiamacornine, Isoleucine, Lysine, Methionine, Proline, Ornithine

🍃 **한의학적 효능**
- •(장 건강) 변비를 치료한다.
- •(항염증) 피부 종기를 치료한다.

🍃 **한의학적 성질**
- •성질이 따뜻하고 맛은 맵다.

🍃 **가공 방법**
- •생것이나 잿불에 묻어 굽고 껍질을 벗긴다.

🍃 **섭취 방법**
- •(장 건강) 변비일 때는 1개를 잿불에 묻어 굽고 껍질을 벗긴 후, 외용으로 사용한다
- •(항염증) 피부 종기로 부어 소리 지르면서 눕지도 못하는 경우에는 외톨마늘을 곱게 찧어 흰 참깨로 짠 기름과 섞어 두텁게 종기(瘡)에 바르고, 마르면 갈아준다.

🍃 **유래·특징**
- •한 톨만 들어있는 것을 외톨마늘이라고 한다.

＊문헌은 기본적으로 동의보감 (본초)에서 인용된 것임

쪽지 소산(小蒜) *Allium sativum L.*

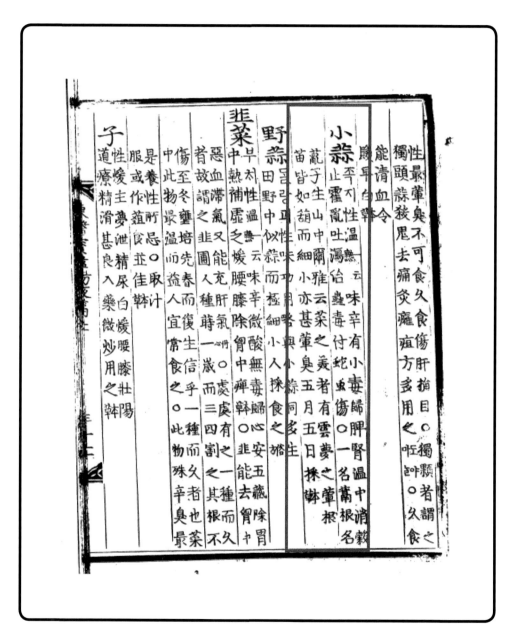

주요성분 : Macrostemonoside K, Macrostemonoside G, Macrostemonoside I,
Macrostemonoside J, Macrostemonoside L

한의학적 효능

- •(소화기계, 신장 건강) 위장(脾)과 신장(腎)과 관련이 있으며, 속을 따뜻하게 만든다.
- •(위 건강) 음식물 소화에 도움을 준다.
- •(항균) 토하고 설사하는 세균성 장염(혈리, 血痢)을 멎게 한다.
- •(살충) 기생충을 죽인다.
- •(해독) 뱀이나 벌레에 물렸을 때 독을 풀어준다.

한의학적 성질

- •성질이 따뜻하고 맛은 매우며, 독이 조금 있다.

가공 방법

- •달이거나 짓이긴다.

섭취 방법

- •(항균) 세균성 장염으로 토하고 설사할 때 달인 물을 마신다.
- •(해독) 뱀이나 벌레에 물렸을 때 짓이겨서 붙여준다.

＊문헌은 기본적으로 동의보감 (본초)에서 인용된 것임

달래 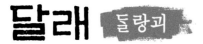 *Allium monanthum Maxim.*

해백(薤白), 야산(野蒜)

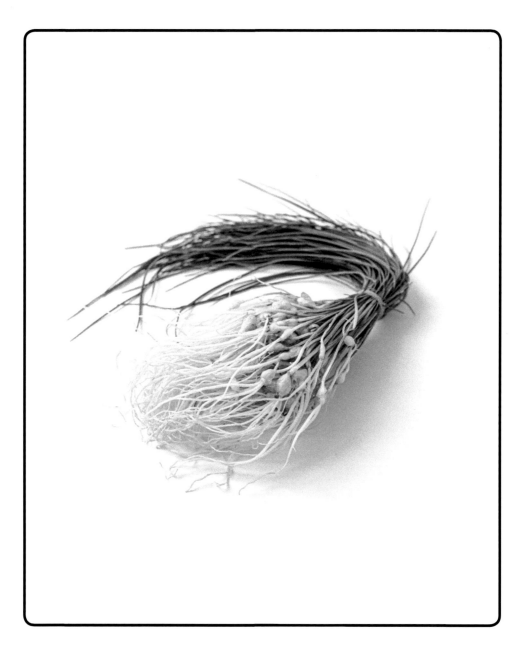

주요성분 : Alliin, Adenosine, Steroidal saponins

한의학적 효능
- (심장 건강, 통증개선) 심장 통증을 치료한다.
- (항염) 학질인 말라리아 감염증을 치료한다. 동의보감 [유취]

한의학적 성질
- 성질이 따뜻하고 맛은 매우며, 독이 조금 있다. 동의보감 [속방]

가공 방법
- 달래를 매우 곱게 갈아 황단과 섞어 오자대로 환을 만든다.
동의보감 [속방]

섭취 방법
- (심장 건강) 피와 기가 막혀 생긴 심장 통증에는 달래를 찧어 즙을 내어 1잔씩 마시면 좋아진다.
- (통증개선) 오래된 심장 통증으로 참을 수 없을 때는 달래를 식초에 달여 단번에 배부르게 마신다. 소금을 넣으면 안 된다.
- (항염증) 말라리아 감염(瘧疾)일 때는 달래를 매우 곱게 갈아 생강가루와 섞어 오자대로 환을 만든다. 매번 7알씩을 복숭아나무와 버드나무 가지 달인 물로 먹는다. 동의보감 [유취]

유래·특징
- 성질과 효능은 족지(小蒜)와 거의 같다.
- 밭이나 들에서 많이 난다. 마늘과 비슷하면서 매우 가늘고 작다. 사람들이 캐서 자주 먹는다. 동의보감 [속방]

* 문헌은 기본적으로 동의보감 (본초)에서 인용하였고, 이외의 문헌만 별도로 표시

부추 부치

Allium tuberosum Rottler

구채(韭菜)

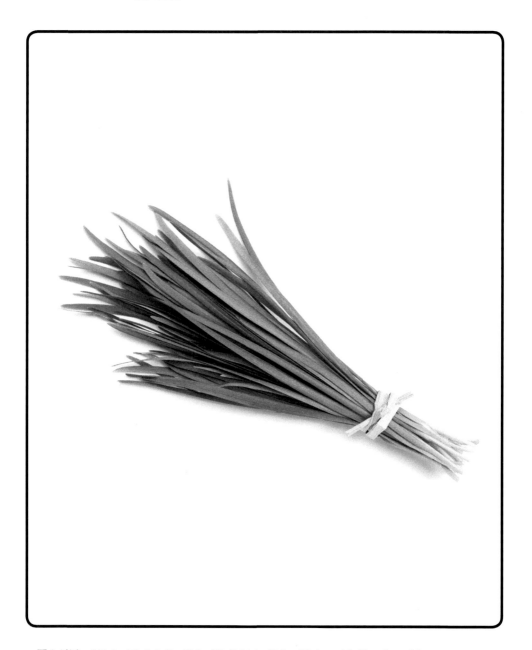

주요성분 : Allicin, Diallyl disulfide, Diallyl trisulfide, Oleic acid, Stearic acid

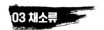

🍃 **한의학적 효능**
- (심장 건강) 심장과 관련이 깊으며, 온몸을 편안하게 만든다.
- (혈행개선) 뭉친 피와 체기로 가슴이 답답한 증상(흉비, 胸痺)을 없앤다.
- (위 건강) 위의 열(胃熱)을 없앤다.
- (신장 건강) 신장의 허약한 것을 보강하며, 허리와 무릎을 따뜻하게 만든다.
- (항염증) 피와 점액이 섞여 나오는 세균성 장염(痢疾)을 치료한다.
- (간 건강) 간의 기를 잘 소통시킨다. 동의보감 [단심]

🍃 **한의학적 성질**
- 성질이 따뜻하고 맛은 맵고 약간 시며, 독이 없다.

🍃 **가공 방법**
- 즙이나 김치를 담근다.

🍃 **섭취 방법**
- (위 건강) 위(胃) 속의 열이 있을 때엔 자주 먹으면 좋다.
- (신장 건강) 살찌고 튼튼하게 하려면 자주 절여서 먹으면 좋다.
- (항염증) 피가 섞여 나오는 세균성 장염(赤痢)은 부추 즙을 술에 데워서 1잔씩 먹는다. 위장이 허약하여 제대로 음식물을 소화하지 못해 발생한 장염(수곡리, 水穀痢)에는 국을 끓이거나 죽을 쑤어 먹으며 삶거나 볶아서 먹기도 한다. 점액이 섞여 나오는 장염(백리, 白痢)에는 달여 먹는게 좋다.
- (간 건강) 간의 기를 잘 소통시키려면 절여서 자주 먹는 것이 좋다.

🍃 **유래·특징**
- 한 번 심으면 오래도록 자라나서 구(韭)라고 한다. 밭에 씨를 심으면 1년에 3~4번 잎을 베어내도 그 뿌리가 상하지 않고 계속 자라나고, 겨울에도 잘 덮어주기만 하면 봄이 되기 전에 다시 자라나니 한 번 심으면 오래도록 자란다. 채소 가운데 가장 따뜻하고 사람에게 유익하기 때문에 자주 먹어야 한다.
- 부추는 특히 맵고 냄새가 나기 때문에 수양하는 사람들이 피한다.

* 문헌은 기본적으로 동의보감 (본초)에서 인용하였고, 이외의 문헌만 별도로 표시

염교 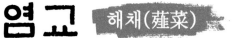 해채(薤菜)

Allium bakeri Regel

채지(菜芝)

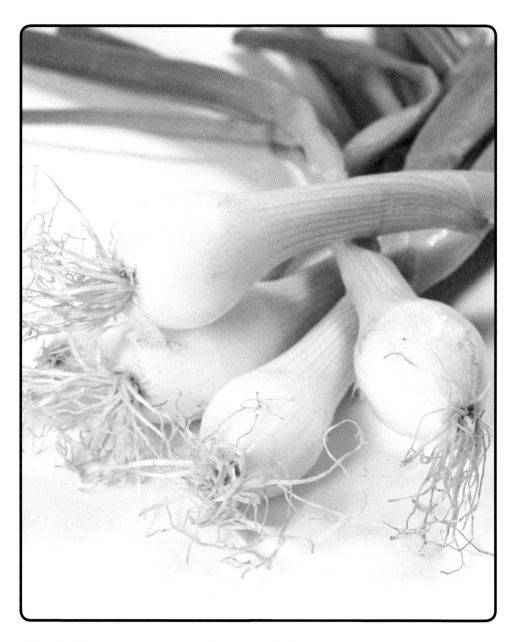

주요성분 : Guanosine, Tryptophan, Daucosterol, Adenosine

🌿 **한의학적 효능**
- (소화기계 건강) 위와 장을 조화롭게 하며 편안하게 만든다.
- (장 건강) 오래된 세균성 장염(血痢)과 설사(冷瀉)를 멎게 한다.
- (항염증) 감기로 인한 몸이 차고 열이 나는 증상을 치료한다.
- (신장 건강) 신장이 약해서 생긴 붓기를 제거한다.
- (면역증진) 살찌고 튼튼하게 만든다.

🌿 **한의학적 성질**
- 성질이 따뜻하고, 맛은 맵고 쓰며, 독이 없다.

🌿 **가공 방법**
- 국이나 죽을 쑤어 먹거나, 데쳐서 김치를 담근다.

🌿 **섭취 방법**
- (소화기계 건강) 맛이 맵기는 하나 매운맛이 오장에 영향을 주지 않고 따뜻하게 보양하는 성질이 있어 수양하는 사람이나 일반인에게 모두 필요하다.
- (면역증진) 몸이 허약한 사람은 국이나 죽을 쑤어 먹거나, 데쳐서 김치를 담근다.

🌿 **유래·특징**
- 뼈와 관련이 있어 채지(菜芝)라고 한다.
- 밭에서 자란다. 부추 비슷한데, 잎이 넓고 밑의 흰 부분이 많으며, 씨가 없다.
- 염교의 잎은 넓고 광택이 있어 옛 사람들이 염교 잎에 이슬이라고 했다. 그 잎이 빛나고 미끄러워 이슬이 붙어 있기 어렵다는 말이다.

*문헌은 기본적으로 동의보감 (본초)에서 인용된 것임

형개 꽃대 명가술

Schizonepeta tenuifolia Briquet

형개수(荊芥穗)

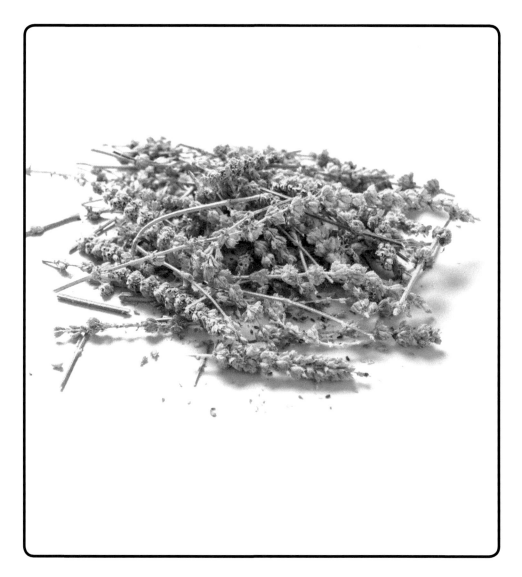

주요성분 : α-Menthone, α-Limone-ne, D-menthone, R-pulegone, D-limonene,

Schizonepetoside A, Schizonepetoside B, Schizonepetoside C, Hesperidin

한의학적 효능
- (여성 건강, 지혈) 여성 성기의 비정상적 출혈(崩漏)을 치료한다. 동의보감 [양방]
- (항염증, 통증개선) 감기로 인한 두통을 치료한다. 동의보감 [강목]

한의학적 성질
- 성질이 따뜻하고, 맛은 맵고 쓰며, 독이 없다.

가공 방법
- 약으로 쓸 때는 태워서 가루 낸 뒤 사용한다. 동의보감 [양방]
- 꽃과 씨가 이삭을 이룬 것을 베어 볕에 말려 약에 사용한다.

섭취 방법
- (지혈) 여성 성기의 비정상적 출혈(崩漏)이 있을 때는 태워서 가루 내어 2돈(6g)씩 먹는다. 동의보감 [양방]
- (항염증) 감기로 인한 두통에는 형개수를 가루 내어 2돈(6g)씩 생강과 파를 달인 물에 타서 먹는다. 동의보감 [강목]
- (통증개선) 감기로 인한 두통이 있을 때 형개수 1냥(30g)을 진하게 달여 먹는다.

궁합이 맞는 재료
- 생강(生薑), 대파(大葱) 동의보감 [강목]

유래·특징
- 밭에서 자란다. 처음 자라날 때는 향기롭고 매운데, 먹을 수 있다.

* 문헌은 기본적으로 동의보감 (본초)에서 인용하였고, 이외의 문헌만 별도로 표시

차즈기 잎·줄기 츠소기남·느정이

Perilla frutescens Britton var. acuta Kudo

자소(紫蘇)

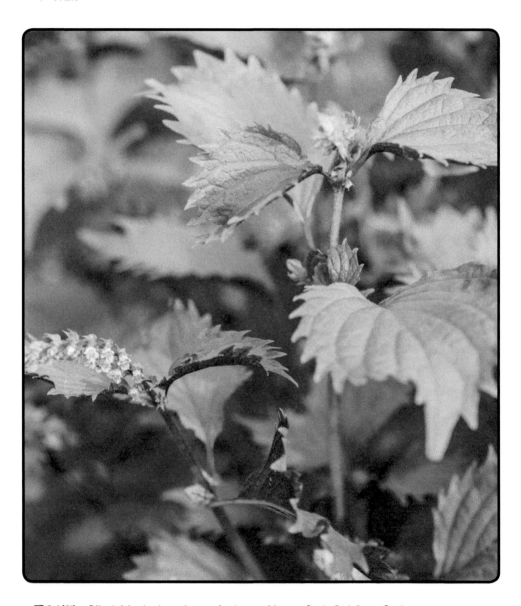

주요성분 : Citral, Linalool, α-pinene, β-pinene, Hexan-2-ol, Oct-1-en-3-ol

🌿 **한의학적 효능**
- (위 건강) 위장의 가스 찬 것(脹滿)을 치료한다.
- (장 건강) 급성 세균성 장염(곽란, 霍亂)으로 인한 구토와 설사를 멎게 한다.
- (관절 건강) 다리 힘이 약해지고 저리거나 지각이상인 각기병을 치료한다.
- (항염증) 감염으로 찬 기운이 들어온 것을 땀으로 발산시킨다.
- (항우울) 가슴 적체된 담적(痰氣)을 풀어준다.

🌿 **한의학적 성질**
- 성질이 따뜻하고, 맛은 매우며, 독이 없다.

🌿 **가공 방법**
- 여름에는 줄기와 잎을, 가을에는 씨를 채취한다.
- 잎은 생으로 먹을 수 있고, 온갖 생선이나 고기와 함께 국을 끓여 먹어도 좋다.

🌿 **섭취 방법**
- (장 건강) 기를 내려 대변을 소통시킬 때는 귤피와 잘 어울리며, 진하게 달여서 먹는다.
- (관절 건강) 다리 힘이 약해지고 저리거나 아플 때는 잎을 달인 물을 차 마시듯 마신다. 또한 씨 2냥(60g)을 갈아서 즙을 내어 멥쌀 · 파 · 간장 · 초피 · 생강을 넣어 죽을 쑤어 먹는다.
- (항염증) 감염으로 찬 기운이 몸에 있을 때는 진하게 달인 물을 마시고 땀을 내면 낫는다.
- (항염증) 먼지가 입에 들어가 물집이 잡힐 때 차조기잎을 꼭꼭 씹어 끓인 물로 넘기면 바로 효과를 본다. 오랫동안 땀이 나오지 않을 때 청귤피를 더하면 땀이 바로 나온다. 동의보감 [탄심]

🌿 **궁합이 맞는 재료**
- 귤피(橘皮), 청피(靑皮), 생강(生薑)

🌿 **유래 · 특징**
- 밭에 심는다. 잎의 뒷면이 자줏빛이고 주름이 있으며, 냄새가 몹시 향기로워 약으로도 사용한다. 자줏빛이 나지 않고 향기롭지 않은 것은 야소(野蘇)인데, 약으로 쓰진 않는다. 잎의 뒷면과 앞면이 모두 자줏빛인 것이 더 좋다.

* 문헌은 기본적으로 동의보감 (본초)에서 인용하였고, 이외의 문헌만 별도로 표시

차즈기 씨 츳소기삐

Perilla frutescens Britton var. acuta Kudo

자소자(紫蘇子)

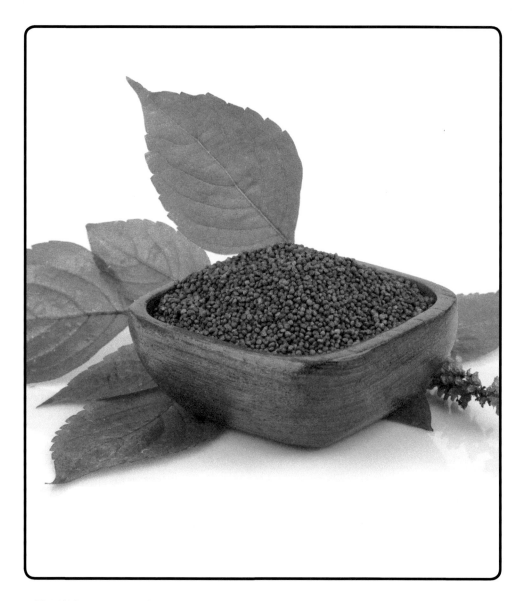

주요성분 : Acteoside, Syringin, Aucubin, Catalpol, Plantagoside

한의학적 효능
- (호흡기 건강) 폐에 숨이 차고 기침이 있는 경우에 주로 쓴다.
- (면역증진) 속을 조화롭게하여 편안하게 하고 온몸을 튼튼하게 만든다.
- (장 건강) 곽란으로 인한 구토와 설사, 음식물이 들어가면 토하는 증상(反胃)을 멎게 한다.
- (이뇨개선) 대·소변을을 잘 나오게 한다.

한의학적 성질
- 성질이 따뜻하고, 맛은 매우며, 독이 없다.

가공 방법
- 약간 볶아서 쓴다.

섭취 방법
- (호흡기 건강) 폐에서 숨이 차고 기침이 있을 때 씨를 물에 넣고 찧어낸 즙으로 멥쌀죽을 쑤어 먹는다.

궁합이 맞는 재료
- 귤피(橘皮)

* 문헌은 기본적으로 동의보감 (본초)에서 인용된 것임

향유 노야기(香薷)

Elsholtzia cilata (Thunb.) Hyl

향여(香茹)

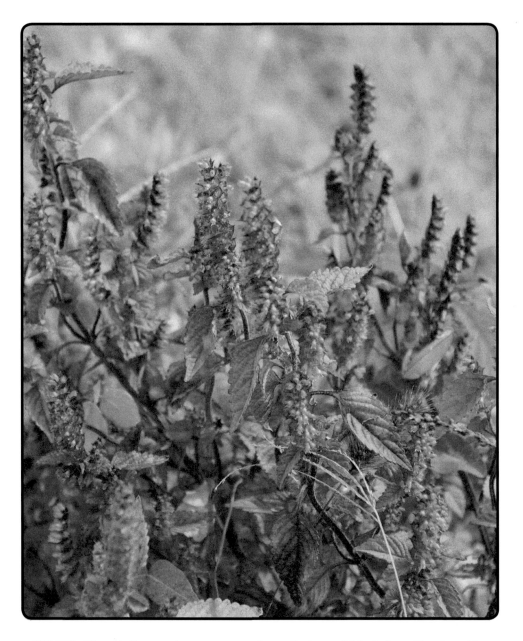

주요성분 : Thymol, Carvacrol, ρ-cymene, α-pinene, β-pinene, β-bisabolene, Stearic acid, Palmitic acid, Oleic acid

한의학적 효능
- (항균) 곽란으로 배가 아프면서 토하고 설사하는 데 주로 쓴다.
- (신장 건강) 신장이 약하여 생긴 붓기를 뺀다.
- (항염증) 덥고 습한 기운(서습, 暑濕)을 없앤다.
- (위, 장 건강) 속을 따뜻하게 데우고 열로 인한 답답함(煩熱)을 없앤다.
- (구강 건강) 입 냄새를 빨리 없앤다. 동의보감 [탄심]

한의학적 성질
- 성질이 약간 따뜻하고, 맛은 매우며, 독이 없다.

가공 방법
- 9~10월에 이삭이 나온 후에 베어 말린다.

섭취 방법
- (항균) 급성 위장염으로 구토, 설사를 하고 근육이 뒤틀리는 경우에 진하게 달여 마시면 낫는다.
- (항염증) 여름 질환으로 토하고 설사할 땐 달인 물이나 생으로 먹는다.
- (구강 건강) 입 냄새가 날 때는 정향을 쓰는 것보다 향유를 달인 물을 마시거나 그 물로 양치질하면 좋다. 동의보감 [탄심]

유래·특징
- 향여(香茹)라고도 하는데 나물로 먹을 수 있기 때문이다. 동의보감 [입문]
- 집집마다 심어 여름철에 채소로 먹기도 한다.

* 문헌은 기본적으로 동의보감 (본초)에서 인용하였고, 이외의 문헌만 별도로 표시

박하 영싱이(薄荷)

Mentha arvensis Linné var. piperascens Malinvaud ex Holmes

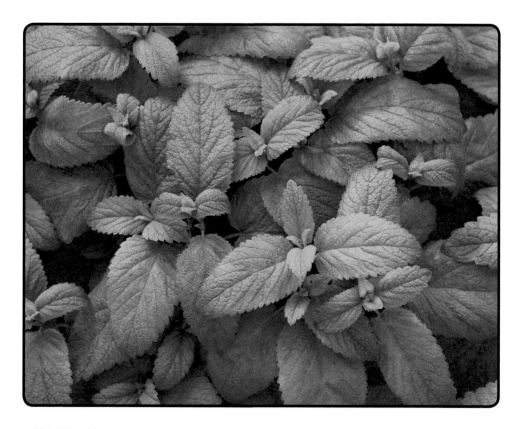

주요성분 : (-)-menthol, (-)-menthone, Isomenthone, Camphene, (-)-limonene

한의학적 효능

- (항염증, 통증개선) 오랫동안 낫지 않은 두통(頭風)과 감기를 치료한다.
- (신경보호) 중풍으로 목소리가 안 나올 때 치료한다.
- (관절 건강) 관절을 잘 소통시켜 원활하게 움직이게 만든다.
- (항피로) 과로를 잘 풀어 준다.
- (눈·귀 건강) 머리와 눈·귀을 시원하게 만든다. 동의보감 [탕액]
- (해열) 뼈가 타는 듯한 열을 내린다. 동의보감 [탕액]

한의학적 성질
- 성질이 따뜻하고, 맛은 맵고 쓰다.

가공 방법
- 여름과 가을에 줄기와 잎을 따서 볕에 말려 쓴다. 생것으로 먹거나 김치를 담그기도 한다.

섭취 방법
- (항염증) 감기일 때 박하 잎을 달인 물을 따뜻할 때 마시고 땀을 내면 좋다.
- (통증개선) 오랫동안 낫지 않고 감기로 인한 두통이 있을 때 몸의 상체를 맑게 하는 중요한 약으로서 달이거나 가루 내어 먹는게 좋다.
- (신경보호) 중풍으로 목소리가 나오지 않아 말을 할 수 없을 때는 생즙이나 달인 물을 마신다.
- (항피로) 물에 달여 먹으면 땀(毒汗)을 밖으로 내보내고 피로를 풀어주며, 머리와 눈을 시원하게 한다.
- (귀 건강) 물이 귀에 들어갔을 때는 즙을 내어 조금씩 넣어 주면 바로 효과를 본다.
- (해열) 소아의 경련으로 열이 많이 나며 감기처럼 앓다가 숨이 차고 기침이 나며, 가래 끓는 소리가 심한 증상(풍연, 風涎)을 치료하는 중요한 약으로 물에 달여 먹인다.
- (해열) 피로로 인한 뼈가 타는 듯한 열이 있을 때 달인 물을 먹거나 생것을 찧어 즙을 내어 마신다. 또, 즙을 낸 것을 졸여 고(膏)를 만들어 다른 약과 함께 먹는다. 동의보감 [단심]

유래·특징
- 밭에 심는다.
- 고양이가 박하를 먹으면 취한다. 동의보감 [식물]

* 문헌은 기본적으로 동의보감 (본초)에서 인용하였고, 이외의 문헌만 별도로 표시

가지 가자(茄子)

Solanum melongena L.

낙소(落蘇)

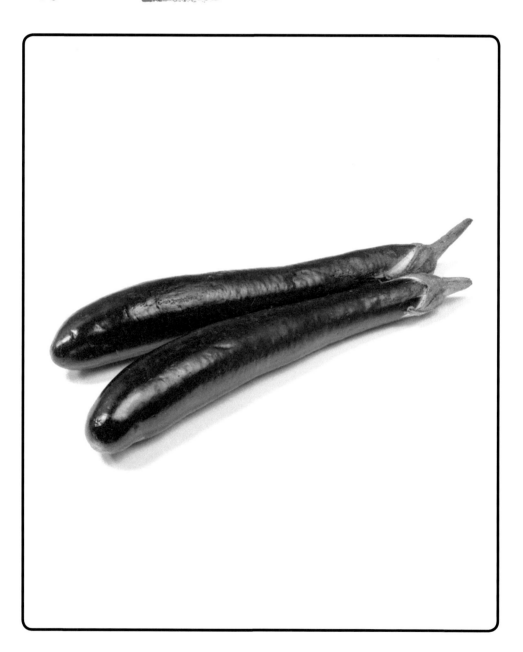

주요성분 : Chlorogenic acid, Lutein, Zeaxanthin

🍃 한의학적 효능

- (항염증) 감기에 의한 춥고 열나는 증상에 주로 쓴다.
- (항피로) 오장의 원기가 부족하고 피로 증상(허로, 虛勞)에 주로 쓴다.
- (항균) 전염병에 주로 쓴다.

🍃 한의학적 성질

- 성질이 차고 맛은 달며, 독이 없다.

🍃 섭취 방법

- (주의사항) 많이 먹으면 고질병이 재발된다.

🍃 유래·특징

- 밭에 심어서 먹는데, 낙소(落蘇)라고도 한다.
- 가지의 종류 중에 보라색 가지(紫茄)와 노란색 가지(黃茄)는 남북 지역에서 다 자라고, 푸른 가지(靑水茄)와 흰 가지(白茄)는 북방에 많이 자란다. 약으로 쓸 때는 노란 가지(黃茄)를 많이 쓰고, 나머지는 채소로만 먹는다.
- 우리나라에서 나는 가지 중 하나는 약간 반들반들하면서 연한 자줏빛이 나고, 꼭지가 길며, 맛이 달지만 약효가 떨어진다. **동의보감 [입문]**

*문헌은 기본적으로 동의보감 (본초)에서 인용하였고, 이외의 문헌만 별도로 표시

미나리 수근(水芹)

Oenanthe javanica DC.
수영(水英), 어린 미나리(渣芹)

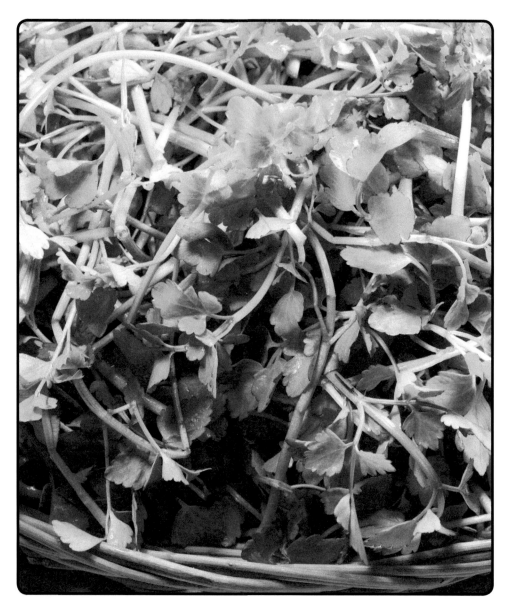

주요성분 : Catechin, Caffeic acid, Chlorogenic acid, Ferulic acid, Rutoside, Apigenin, Quercetin

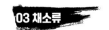

한의학적 효능

- (면역증진) 영양을 보충하며, 음식을 잘 먹게 만든다.
- (스트레스 개선) 정신을 안정시킨다.
- (신장 건강) 신장의 기를 북돋는다.
- (장 건강) 대·소장을 잘 통하게 한다.
- (숙취해소) 술 먹은 후에 생긴 열을 치료한다.
- (여성 건강) 여성 성기의 비정상 출혈(崩中) · 질 분비물(帶下)을 치료한다.
- (해열) 소아가 갑자기 열이 나는 증상을 치료한다. 답답하고 목마른 것을 멎게 한다.
- (간 건강) 황달을 치료한다.

한의학적 성질

- 성질이 차고 맛은 달며, 독이 없다.

가공 방법

- 김치를 담그거나 삶아 먹는데, 생것으로 먹어도 좋다.

섭취 방법

- (장 건강) 소아가 갑자기 열이 나거나 곽란으로 구토하고 설사 할 때 찧은 즙을 먹이든지 달인 물을 마시게 한다.
- (여성 건강) 여성 성기의 비정상 출혈(崩中) · 질 분비물(帶下)이 많을 때는 절여서 먹거나 달여 먹거나 날것으로 먹는게 좋다.
- (해열) 잠복된 열을 제거할 때는 절이거나 다려 먹거나 날것으로 먹기도 한다.
- (간 건강) 황달일 때는 즙을 내어 마시거나 양념하여 절여서 먹는다. 또한 삶아 먹기도 하고 날것으로 먹기도 하는데, 자주 먹는 것이 좋다.

유래·특징

- 미나리를 수영(水英)이라고도 하며, 물에서 자란다. 잎은 천궁과 비슷하고 꽃은 흰데, 씨를 맺지 않고 뿌리 또한 흰색이다.
- 어린 미나리(사근, 渣芹)는 봄여름에 미나리를 베어 먹은 후에 거기서 다시 돋아난 새싹을 말한다. 동의보감 [속방]

* 문헌은 기본적으로 동의보감 (본초)에서 인용하였고, 이외의 문헌만 별도로 표시

순채 순(蓴菜)

Brasenia schreberi J.F.Gmelin

사순(絲蓴), 괴순(塊蓴)

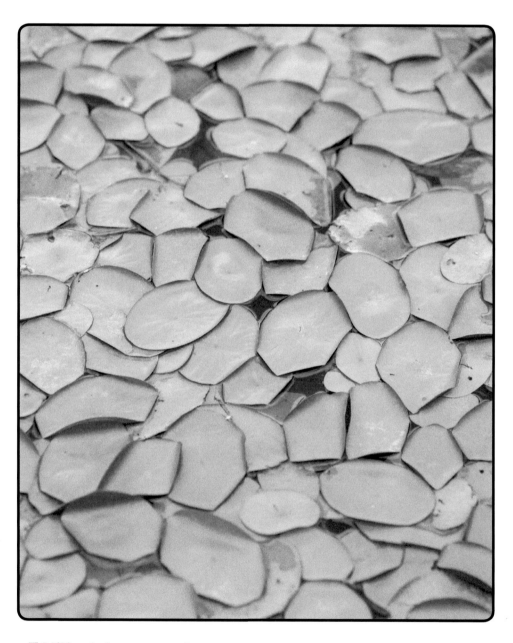

주요성분 : α-L-rhamnopyranosyl

한의학적 효능
- (항당뇨) 몸이 야위고 목이 마른 당뇨병(소갈, 消渴)에 주로 쓴다.
- (관절 건강) 관절이 붓고 온몸에 열이 나는 질환(열비, 熱痺)에 주로 쓴다.
- (소화기계 건강) 위와 장(腸胃)을 튼튼하게 하며 식욕을 돋군다.
- (장 건강) 대·소장의 허약한 기를 보강한다.
- (간 건강) 열로 인한 황달(熱疸)을 치료한다.
- (신장 건강) 신장을 안정시킨다.
- (해독) 온갖 독을 풀어준다.
- (수면개선) 속을 편안하게 하여 잠을 잘 자게 만든다.

한의학적 성질
- 성질이 차고 서늘하며, 맛은 달고 독이 없다.

가공 방법
- 국으로 끓이거나 무쳐서 먹는다.

섭취 방법
- (항당뇨) 당뇨병일 때는 국을 끓이거나 무쳐서 자주 먹으면 좋다.
- (소화기계 건강) 위(胃)가 허약해서 먹은 것이 내려가지 않을 때에는 붕어와 함께 국을 끓여 먹는다. 입맛을 돋워 주는데 매우 효과가 좋으며, 노인에게 특히 좋다.
- (장 건강) 대·소장의 기가 허약할 때 국을 끓이거나 절여서 먹으면 좋다.
- (간 건강) 열로 인한 황달이 있을 때 국을 끓여 먹거나 양념을 하여 자주 먹으면 좋다.
- (신장 건강) 신장을 안정시킬 때는 국을 끓여 먹는다.
- (수면개선) 자주 먹으면 잠을 잘 자게 된다.
- (주의사항) 많이 먹거나 오래 먹으면 안 된다.

유래·특징
- 못에서 자라며, 3~4월부터 7~8월까지는 사순(絲蓴)이라고 부르는데, 맛이 달고 연하다. 상강(霜降, 10월 하순)부터 12월까지는 괴순(塊蓴)이라고 부르는데, 맛이 쓰고 질기다. 국을 끓일 때는 순채가 다른 어떤 채소보다 좋다.

* 문헌은 기본적으로 동의보감 (본초)에서 인용된 것임

여뀌 잎 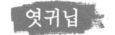 엿귀닙

Persicaria hydropiper L.
교엽(蓼葉)

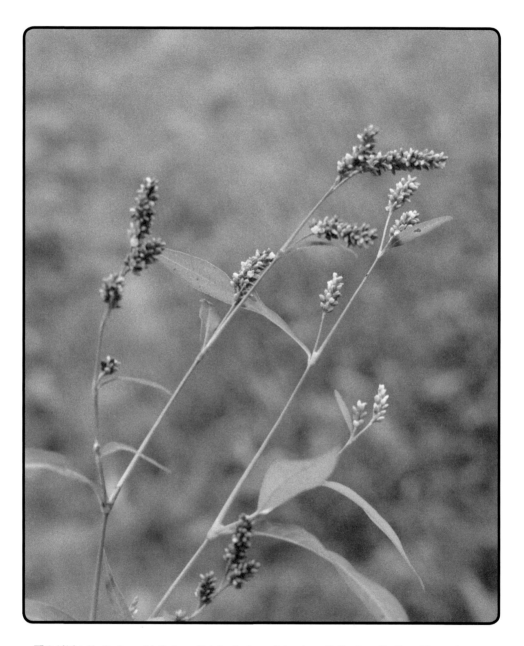

주요성분 : Melissic acid, Polygodial, Isotadeonal, Lysine, Metionine, Proline, Threonine,
Valine, Aspartic acid, Serine, Arginine

🍃 **한의학적 효능**	• (장 건강) 대 · 소장을 잘 통하게 하여 변비를 개선한다. • (신장 건강) 신장을 튼튼하게 하여 심지를 굳건해지게 도와준다. • (소화기계 건강) 소화에 도움이 된다.
🍃 **한의학적 성질**	• 성질이 차고, 맛은 매우며, 독이 없다.
🍃 **가공 방법**	• 초봄에 물을 담은 호리병박에 여뀌씨를 담가 불 위에 높이 걸어 놓고 밤낮으로 데우면 마침내 붉은 싹이 돋아난다. 이것을 나물로 무쳐서 오신채(五辛菜)의 하나로 쓴다.
🍃 **유래·특징**	• 여뀌는 물에서 자라는 풀이다. 대부분 연못에서 자라는데, 자료(紫蓼) · 적료(赤蓼) · 청료(靑蓼) · 향료(香蓼) · 마료(馬蓼) · 수료(水蓼) · 목료(木蓼) 등 7가지가 있다. 이 중에 자료 · 향료 · 청료만 사람이 먹는데, 잎이 모두 작고 가늘다.

* 문헌은 기본적으로 동의보감 (본초)에서 인용된 것임

고수 고싀

Coriandrum sativum L.

향유(香荽), 호유(胡荽)

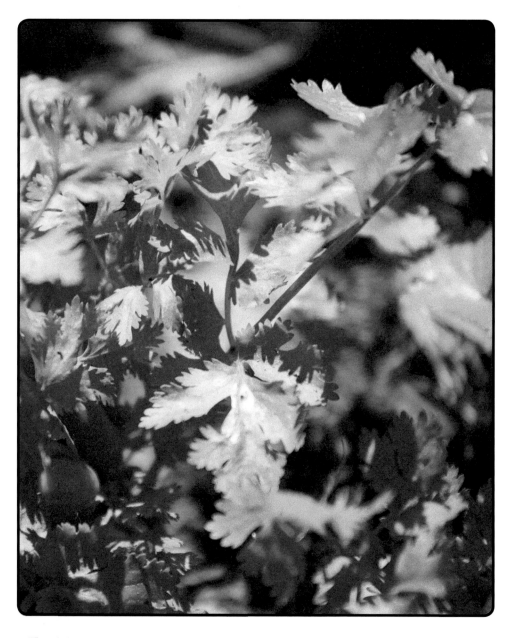

주요성분 : Vitamin C, Carotene, Vitamin B1, Vitamin B2, Mannitol, 1-decoxydecane, Nonanal, Linalool

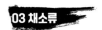

한의학적 효능
- •(소화기계 건강) 곡식류를 잘 소화시킨다.
- •(이뇨개선) 소장의 기를 소통시켜 소변이 잘 나오게 한다.
- •(항염증) 천연두(沙疹)와 완두모양의 종기(豌豆瘡)를 치료한다.
- •(피부 건강) 군살을 치료한다. 동의보감 [단심]

한의학적 성질
- •성질이 따뜻하고, 맛은 매우며, 독이 약간 있다.

가공 방법
- •생것으로 먹는다.

섭취 방법
- •(피부 건강) 군살이 있을 때 짓찧어 코에 막아 놓으면 군살이 저절로 떨어진다. 동의보감 [단심]
- •(주의사항) 매운 채소이기 때문에 오래 먹으면 정신이 손상되고 잘 잊어버리며, 겨드랑이에서 냄새도 난다.

유래·특징
- •밭에 심는데, 대개 생것으로 먹는다.
- •중국 북쪽 사람들은 위진 남북조 시대 후조(後趙)의 왕 석륵의 이름인 호(胡)를 피해 향유(香荽)라고 부른다.

*문헌은 기본적으로 동의보감 (본초)에서 인용하였고, 이외의 문헌만 별도로 표시

고수 씨 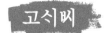 *Coriandrum sativum L.*
호유자(胡荽子)

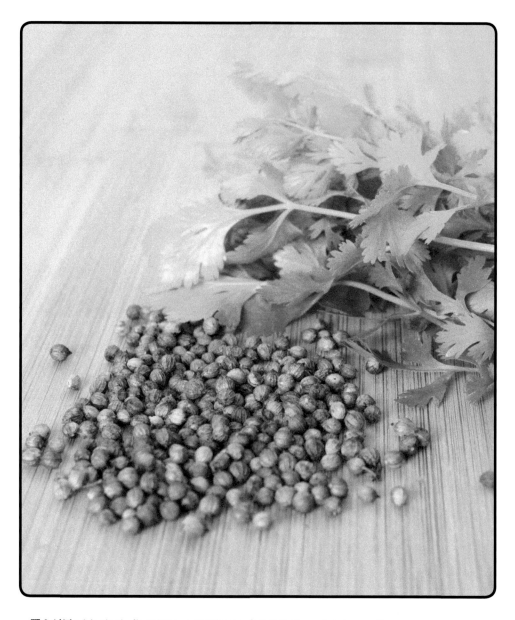

주요성분 : Linalool, dipentene, α-terpinene, β-terpinene, ɣ-terpinene, P-cymene, Linalylacetate, Myrcene, Oleic acid, Petroselinec acid, Plosphatidyletha-nolamine, Phosphatidylinositol

🍃 **한의학적 효능**
- (항염증) 소아의 피부 전염병으로 두피가 짓무르며, 머리털이 빠지는 증상(두창, 禿瘡)을 치료한다.
- (장 건강) 치질을 치료하는데 항문이 튀어나왔을 때 효과가 좋다.
- (해독, 지혈) 고기를 먹고 생긴 식중독으로 하혈하는 것을 멈추게 만든다.

🍃 **한의학적 성질**
- 성질이 따뜻하고, 맛은 매우며, 독이 약간 있다.

🍃 **가공 방법**
- 씨를 태워서 사용한다.

🍃 **섭취 방법**
- (장 건강) 치질을 치료할 때는 달인 물을 차갑게 식혀 먹되, 반되(0.9L)씩 하루에 2번 먹는다.
- (장 건강) 항문이 튀어나왔을 때는 고수의 씨를 태워 그 김을 쏘이면 들어간다. 식초에 달인 것으로 찜질해도 효과가 좋다.

* 문헌은 기본적으로 동의보감 (본초)에서 인용된 것임

나륵 나륵(羅勒)

Ocimum basilicum L.
난향(蘭香)

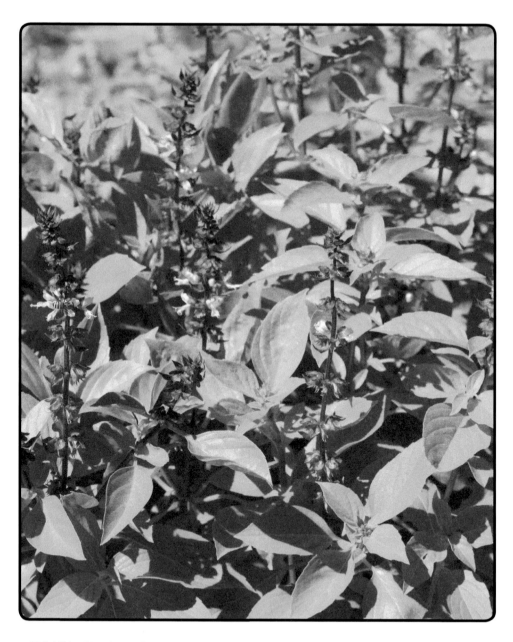

주요성분 : Stearic acid, Linolenic acid, β-myricene, ɣ-muurolene, Geraniol, Fenchone, Citral, Linalool, Oleanolic acid

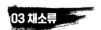

한의학적 효능
- (소화기계 건강) 속을 조화롭고 편안하게 하여 소화에 도움이 된다.
- (항염증) 감염을 일으키는 안 좋은 기(악기, 惡氣)를 제거한다.

한의학적 성질
- 성질이 따뜻하고, 맛은 매우며, 독이 약간 있다.

가공 방법
- 생것으로 먹는다.

섭취 방법
- (주의사항)생것으로 먹는데 많이 먹으면 안 된다.

유래·특징
- 북쪽 지방에서는 난향(蘭香)이라고 한다. 그것은 중국 위진 남북조 시대 후조(後趙)의 왕 석륵의 이름이기 때문이다.

* 문헌은 기본적으로 동의보감 (본초)에서 인용된 것임

나록 씨 나록자(羅勒子) *Ocimum basilicum L*

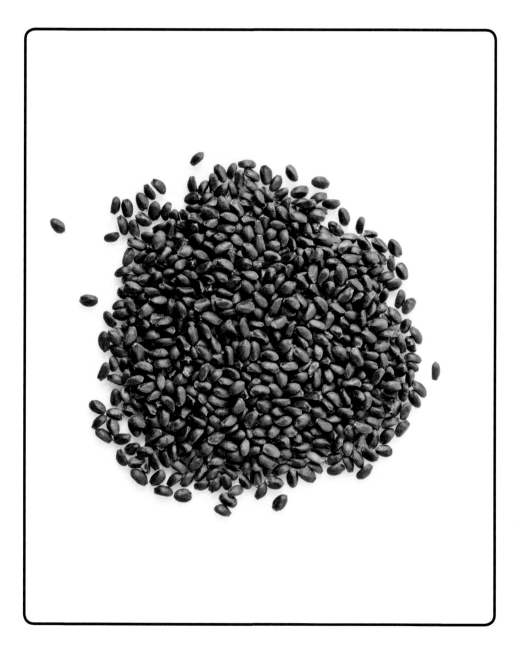

주요성분 : Hexose, Alduronic acid, D-galacturonic acid, D-mannuronic acid, D-glucose, D-galactopyranose, D-mannose

🍃 **한의학적 효능**	•(눈 건강) 백내장(목예, 目瞖) 및 눈에 티가 들어가 나오지 않는 데 주로 쓴다.
🍃 **한의학적 성질**	•성질이 따뜻하고, 맛은 매우며, 독이 약간 있다.
🍃 **섭취 방법**	•(눈 건강) 눈에 티가 들어가 나오지 않는 데에는 3~5알을 눈에 넣으면 잠시 후에 씨가 눈물에 젖으면서 불어나 티와 함께 나온다.

*문헌은 기본적으로 동의보감 (본초)에서 인용된 것임

들깨 들깨

Perilla frutescens var. japonica (Hassk.) H. Hara

임자(荏子)

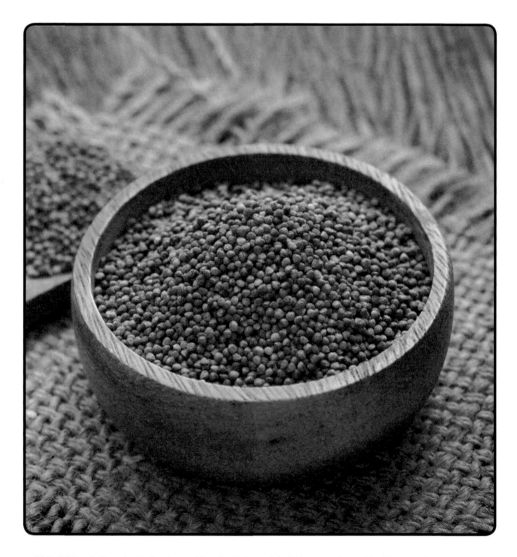

주요성분 : Apigenin-7-O-glucoside, Caffeic acid, Chlorogenic acid, Chrysoeriol, DL-α-tocopherol, Ferulic acid, Gallic acid, Linolenic acid, Luteolin, Oleic acid, Rosmarinic acid, Sinapic acid, Tormentic acid, Ursolic acid, Protocatechuic acid

한의학적 효능
- (장 건강) 기를 내려 장을 소통시켜 변비를 없앤다.
- (호흡기 건강) 폐를 윤택하게 하며, 기침을 멎게 한다
- (소화기계 건강) 위와 장의 기운을 보강한다.
- (뇌 건강) 신장의 기와 골수(척수)를 채워준다.

한의학적 성질
- 성질이 따뜻하고, 맛은 매우며, 매우 고소하고 맛있다.

가공 방법
- 씨를 갈아 쌀과 섞어 죽을 쑤어 먹는다.

유래·특징
- 사람들이 많이 심는다.
- 옛날에는 기름을 짜서 날마다 졸이는데, 비단에 바르거나 옻칠하는 데 쓴다.
- 들깨가 익을 무렵에 그 꼬투리를 따먹으면 매우 고소하고 맛있다.

＊문헌은 기본적으로 동의보감 (본초)에서 인용된 것임

들깨 잎 들깨넙

Perilla frutescens var. japonica (Hassk.) H. Hara

임자엽(荏子葉)

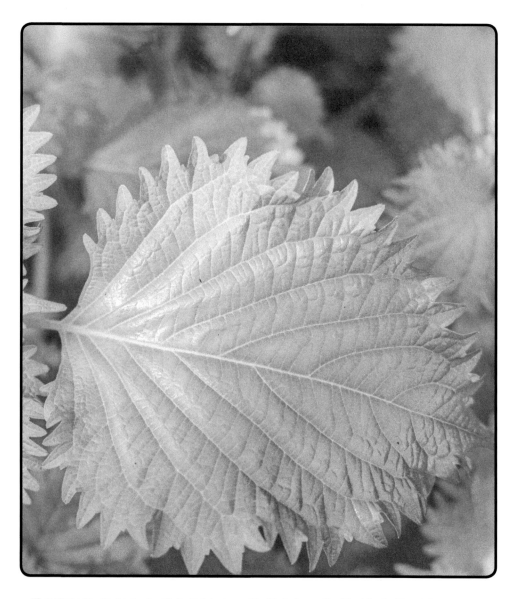

주요성분 : Perillaldehyde, Elsholtziaketone, Perillaketone, Perilloside A, Elemicin,
Shisoflavanone A

🌿 **한의학적 효능**
- (소화기계 건강) 위와 장을 편안하게 만들며 소화를 도와준다.
- (구강 건강) 입냄새를 없앤다.
- (호흡기 건강) 기침(咳嗽)을 멈추게 한다.
- (해독) 벌레에 물렸을 때 치료한다.
- (남성 생식기 건강) 남자의 음낭이 부었을 때 가라앉힌다.

🌿 **한의학적 성질**
- 성질이 따뜻하고, 맛은 매우며, 매우 고소하고 맛있다.

🌿 **가공 방법**
- 생것을 짓찧는다.

🌿 **섭취 방법**
- (해독 · 남성 생식기 건강) 벌레에 물렸거나 남자의 음낭이 부었을 때는 짓찧어 붙이면 낫는다.

* 문헌은 기본적으로 동의보감 (본초)에서 인용된 것임

까마중 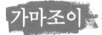 *Solanum nigrum L.*
용규(龍葵)

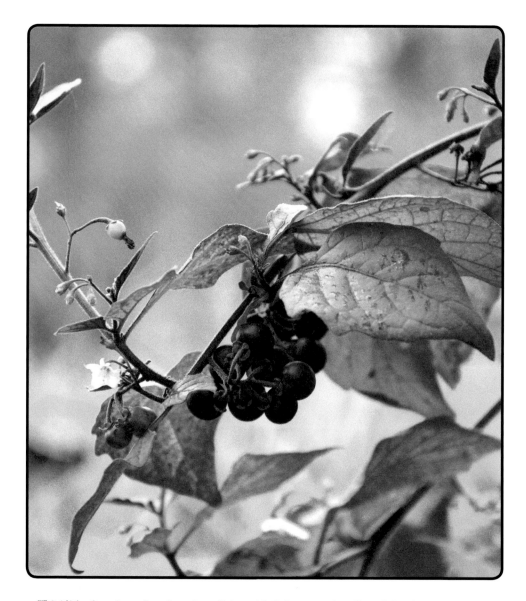

주요성분 : Saccharopine, 2-aminoadipic acid, Solanocapsine, Tomatidenol, n-methylsolasodine, pf-p, Isoquercitrin, Desgalactotigonin, Solamargine, Isohyperoside

🍃 **한의학적 효능**
- (수면개선) 피로를 풀어주고 잠을 적게 자게 한다.
- (항염증) 열로 인해 붓는 증상(熱腫)을 가라앉힌다.

🍃 **한의학적 성질**
- 성질이 차고, 맛은 쓰며, 독이 없다.

🍃 **가공 방법**
- 삶아 먹어야 하고 생것으로 먹으면 안 된다.

🍃 **유래·특징**
- 잎은 둥글고 꽃은 희다. 열매는 우리자(牛李子)같이 생겼는데, 처음에는 퍼렇다가 익으면 까맣게 된다.

＊문헌은 기본적으로 동의보감 (본초)에서 인용된 것임

339

고사리 궐채(蕨菜)

Pteridium aquilinum var. latiusculum (Desv.) Underw. ex Hell.

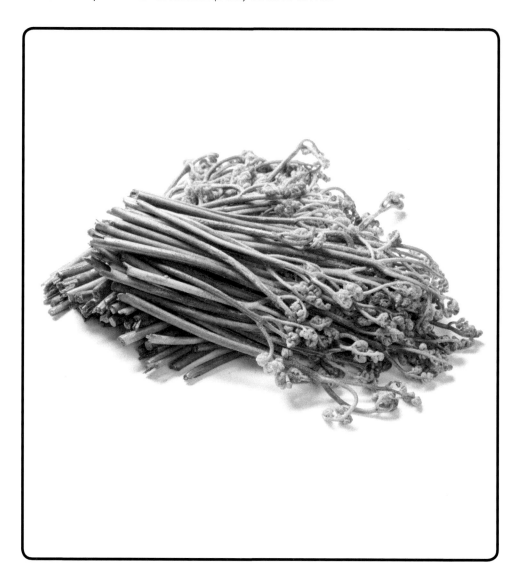

주요성분 : Glutamine, Phenylalanine, Pterolactam, Glutamic acid , Isoquercitrin, Astragalin, Kaempferol, Benzoic acid, Vanillic acid, Ptelatoside A, Ptelatoside B, Dactylifric acid, Ptelatoside C

한의학적 효능
- (해열) 갑자기 고열이 나는 것을 가라앉힌다.
- (이뇨개선) 소변을 잘 나오게 한다.
- (항피로) 수면을 개선한다.

한의학적 성질
- 성질이 차고 매끄러우며, 맛은 달다.

가공 방법
- 삶아서 사용한다.

섭취 방법
- (해열) 갑자기 생긴 심한 열을 없앨 때는 나물로 무쳐서 먹는다.
- (항피로) 먹으면 잠을 잘 자게 된다.
- (주의사항) 오래 먹으면 양기가 소모되고 다리가 약해져 걷지 못하게 되며, 눈이 어두워지고 배에 가스가 많이 찬다.

유래·특징
- 산비탈과 들판에서 캐어 삶아 먹는데 맛이 매우 좋다.

＊문헌은 기본적으로 동의보감 (본초)에서 인용된 것임

고비 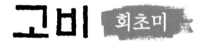 *Osmunda japonica Thunb.*

미(薇)

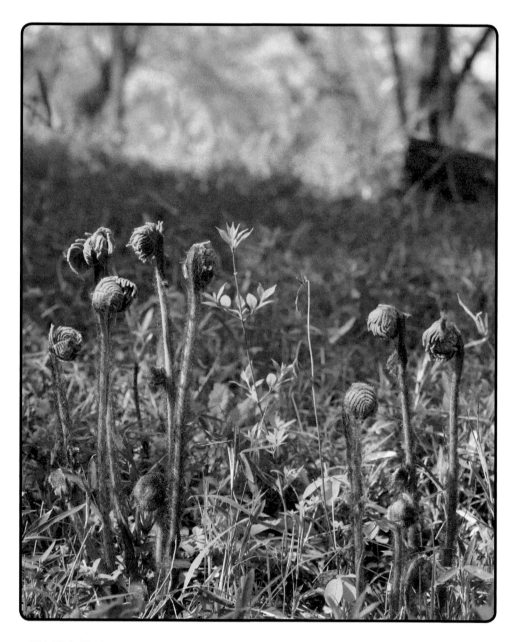

주요성분 : Ecdysterone, Tannin, Vitamin C

한의학적 효능
- (소화기계 건강) 위(胃)와 장(腸)의 소화를 도와 준다.
- (장 건강) 대 · 소장을 원활히 잘 소통시켜 주어 변비를 개선한다.
- (이뇨개선) 소변을 잘 나오게 한다.
- (신장 건강) 붓기를 없앤다.

한의학적 성질
- 성질이 차고, 맛은 달며, 독이 없다.

유래·특징
- 고사리의 일종으로 자라는 곳도 같다.

＊ 문헌은 기본적으로 동의보감 (본초)에서 인용된 것임

개자리 거여목 *Medicago sativa L.*
목숙(苜蓿)

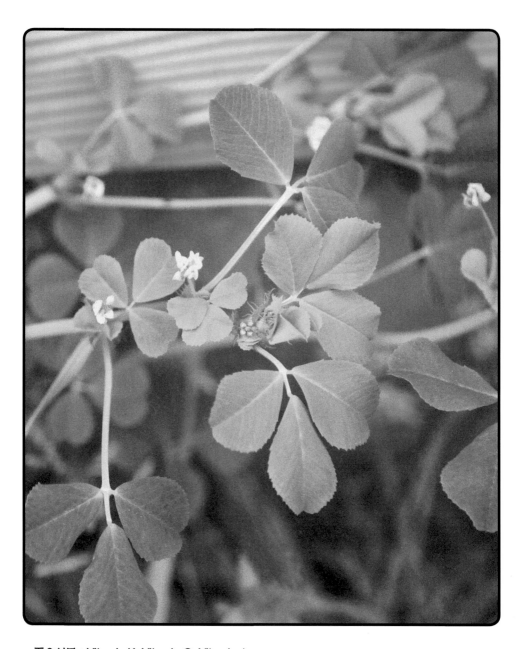

주요성분 : Vitamin K, Vitamin C, Vitamin A

한의학적 효능
- (소화기계 건강) 속을 편안하게 만들며, 모든 장기의 기능을 원활히 해준다.
- (해열) 잘 낫지 않는 열을 내려준다.
- (장 건강) 대·소장을 잘 소통시켜 변비를 없애준다.
- (간 건강) 황달을 치료한다.

한의학적 성질
- 줄기와 잎은 성질이 차갑거나 뜨겁지 않고 평이하며, 뿌리는 성질이 서늘하다.
- 맛은 쓰며, 독이 없다.

가공 방법
- 캐어 삶아서 간장에 무치거나 생것으로 먹는다.

섭취 방법
- (주의사항) 많이 먹으면 야위게 된다.

유래·특징
- 밭이나 들의 습지에서 자란다.

*문헌은 기본적으로 동의보감 (본초)에서 인용된 것임

양하 양하(蘘荷)

Zingiber mioga (Thunb.) Roscoe.

가초(嘉草)

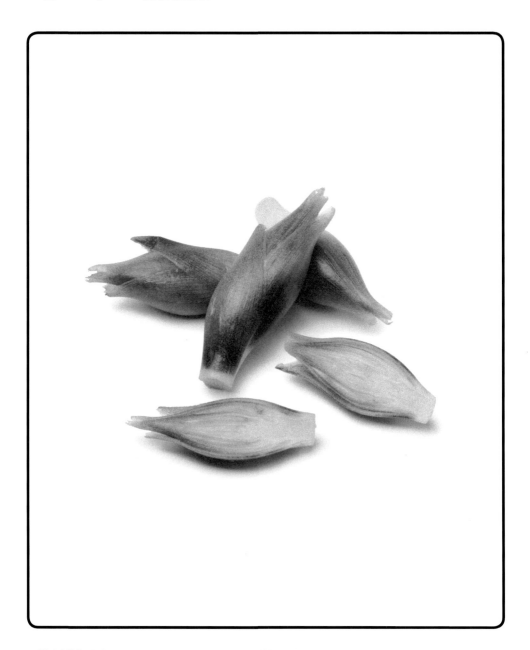

주요성분 : 1,8-cineole, Geraniol, Fenchone, Citral, Linalool, α-terpineol, β-terpineol, Nerolidol, δ-elemene, Pinocarveol, β-Ionone

한의학적 효능
- (살충) 기생충을 죽인다.
- (항염증) 말라리아 감염인 학질에 주로 쓴다.

한의학적 성질
- 성질이 약간 따뜻하고 맛은 매우며, 독이 조금 있다.

가공 방법
- 뿌리와 줄기는 절여서 사용한다.

유래·특징
- 잎은 파초 같고, 뿌리는 생강 같으면서 굵다. 붉은 것과 흰 것 두가지가 있다. 붉은 것은 먹을 수 있고, 흰 것은 약으로 쓴다.
- 가초(嘉草)는 양하를 말한다. 동의보감 [주례]
- 우리나라의 남쪽 지방에서 주로 나는데, 사람들이 많이 심어서 먹는다. 동의보감 [속방]

* 문헌은 기본적으로 동의보감 (본초)에서 인용하였고, 이외의 문헌만 별도로 표시

약모밀 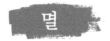 *Houttuynia cordata Thunb.*
즙채(蕺菜)

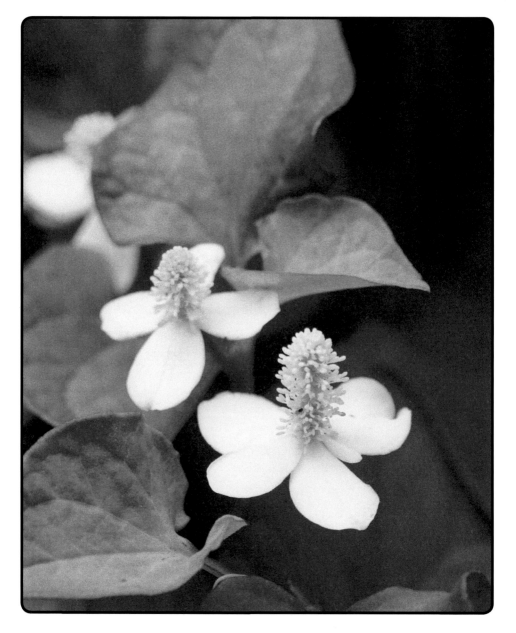

주요성분 : Thymol, α-pinene, β-sitosterol, Geraniol, Linalool, p-cymene, Quercitrin, Vitamin k1

🍃 **한의학적 효능**	• (피부 건강) 집게벌레로 생긴 부스럼(瘡)에 주로 쓴다.
🍃 **한의학적 성질**	• 성질이 약간 따뜻하고, 맛은 매우며, 독이 있다.
🍃 **가공 방법**	• 생것을 사용한다.
🍃 **섭취 방법**	• (주의사항) 사람들은 이것을 생것으로 먹기 좋아하지만, 오래 먹으면 양기(陽氣)를 손상시킨다.
🍃 **유래·특징**	• 산 · 밭 · 들에서 자란다.

* 문헌은 기본적으로 동의보감 (본초)에서 인용된 것임

유채 평지

Brassica campestris L.
운대(芸薹)

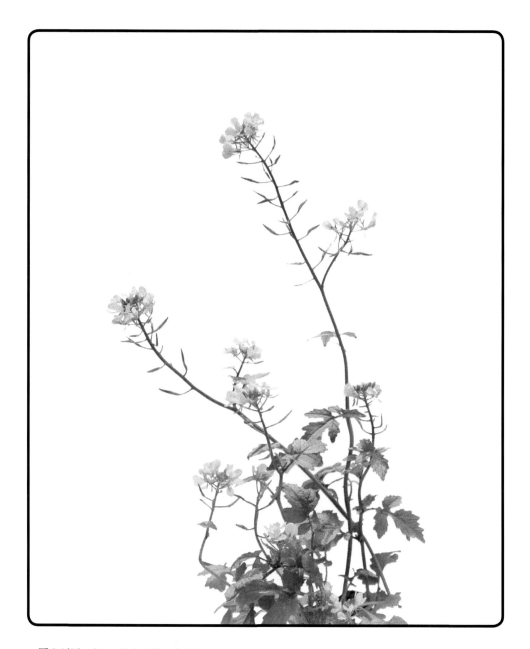

주요성분 : Quercitrin, Vitamin k1

🌿 **한의학적 효능**
- (항염증) 얼굴이 붓고(유풍, 遊風) · 붉은 종기(단종, 丹腫) · 유방의 염증(유옹, 乳癰)에 주로 쓴다.
- (항암) 기와 혈이 뭉친 덩어리를 풀어준다.

🌿 **한의학적 성질**
- 성질이 따뜻하고 서늘하며, 맛은 맵고 독은 없다.

🌿 **섭취 방법**
- (주의사항) 오래 먹으면 양기를 손상시키기 때문에 수행하는 사람은 특히 먹지 말아야 한다.

🌿 **유래 · 특징**
- 주변에 많이 있다.

* 문헌은 기본적으로 동의보감 (본초)에서 인용된 것임

유채 씨 평지삐

Brassica campestris L.

운대자(芸薹子)

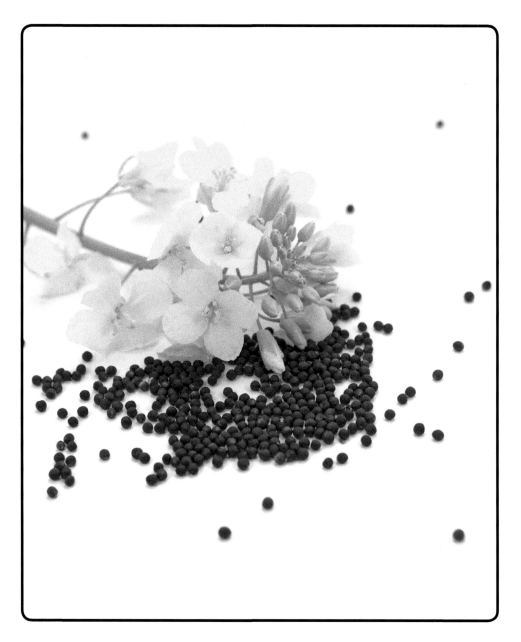

주요성분 : Sterols, β-sitosterol, Campesterol, Brassicasterol, Tocopherol, Glucosinolates, Rutin

한의학적 효능
- (신장 건강) 신장의 기를 북돋아 머리털이 길게 자라고 검게 만든다.

한의학적 성질
- 성질이 따뜻하고 서늘하며, 맛은 맵고, 독은 없다.

가공 방법
- 기름으로 짜서 사용한다.

섭취 방법
- (신장 건강) 기름을 짜서 머리에 바르면 머리털이 길게 자라고 검어진다.

*문헌은 기본적으로 동의보감 (본초)에서 인용된 것임

근대 군달(莙蓬) *Beta vulgaris var. cicla L.*

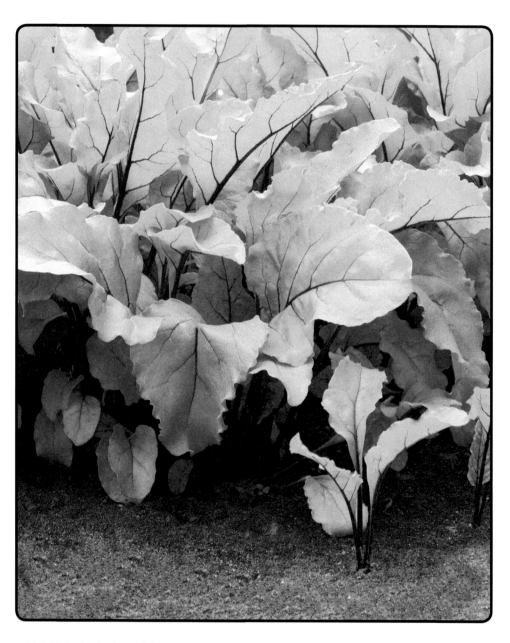

주요성분 : 22-hydroxy-3-hopanone

한의학적 효능 • (소화기계 건강) 위와 장의 기를 북돋는다.

• (장 건강) 기를 내려 장을 소통시키며 변비를 없앤다.

• (면역증진) 모든 장기의 기능을 원활히 해준다.

• (통증개선) 오랫동안 안 낫는 두통(頭風)을 완화시킨다.

한의학적 성질 • 성질이 차갑거나 뜨겁지 않고 평이하며, 약간 독이 있다.

섭취 방법 • (주의사항) 많이 먹으면 배에 탈이 난다.

유래·특징 • 밭에 많이 심는다.

* 문헌은 기본적으로 동의보감 (본초)에서 인용된 것임

시금치 시근치 *Spinacia oleracea* L.
파릉(菠薐)

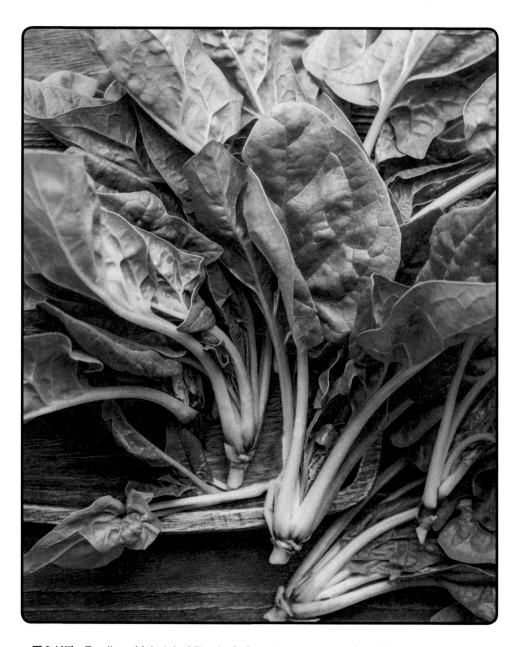

주요성분 : Ferulic acid, Lutein, Vitamin C, β-carotene, p-coumaric acid

🌿 **한의학적 효능**
- •(면역증진) 모든 장기의 기능을 원활히 해준다.
- •(소화기계 건강) 위와 장(腸胃)의 열을 소통시켜 내려준다.
- •(숙취해소) 술독을 풀어준다.

🌿 **한의학적 성질**
- •성질이 차고, 약간 독이 있다.

🌿 **섭취 방법**
- •(주의사항) 많이 먹으면 다리가 약해진다.

🌿 **유래·특징**
- •밭에 심어 자주 캐서 먹는다.

＊문헌은 기본적으로 동의보감 (본초)에서 인용된 것임

별꽃 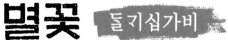 들기십가비

Stellaria media (L.) Vill.
계장초(雞腸草), 번루(蘩蔞)

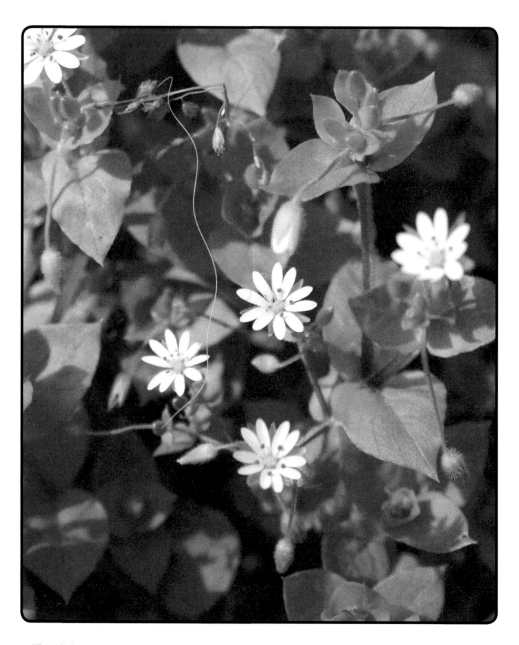

주요성분 : Stearic acid, Behenic acid, Palmitic acid, 9-hydroxyhexadecanoic acid, 10-hydroxyhexadecanoic acid, 11-hydroxyhexadecanoic acid, Hexacosanoic acid

🍃 한의학적 효능
• (항염증) 독으로 생긴 염증(毒腫)으로 부었을 때 주로 쓴다.
• (이뇨개선) 소변이 새는 것을 조절한다.
• (혈행개선) 피가 뭉친 어혈을 풀어준다.
• (피부 건강) 오래된 피부질환(악창, 惡瘡)을 치료한다.
• (장 건강) 소아의 피와 고름이 섞인 세균성 장염(痢疾)에 주로 쓴다.

🍃 한의학적 성질
• 성질이 약간 차고, 맛은 시며, 달고 짜며 독이 없다.

🍃 가공 방법
• 삶아서 나물로 무치거나 생것을 사용한다.

🍃 섭취 방법
• (혈행개선) 산후에 피가 뭉친 덩어리가 있거나 배가 아플 때는 찧어서 즙을 낸 것을 데워 먹는다.
• (장 건강)소아의 피와 고름이 섞인 세균성 장염(痢疾)이 있을 때는 즙 1홉(180㎖)을 꿀과 함께 먹으면 좋다.

🍃 궁합이 맞는 재료
• 꿀과 함께 먹으면 좋다.

🍃 유래·특징
• 줄기는 덩쿨지며, 잘라 보면 실 같은 것이 있는데 가늘고 속이 빈 것이 닭의 창자 같다. 그래서 계장초(雞腸草)라고 한다.

* 문헌은 기본적으로 동의보감 (본초)에서 인용된 것임

목이버섯 남기도든버숫

Auricularia auricula-judae (Bull.) Wettst

오목용(五木茸), 목이(木耳)

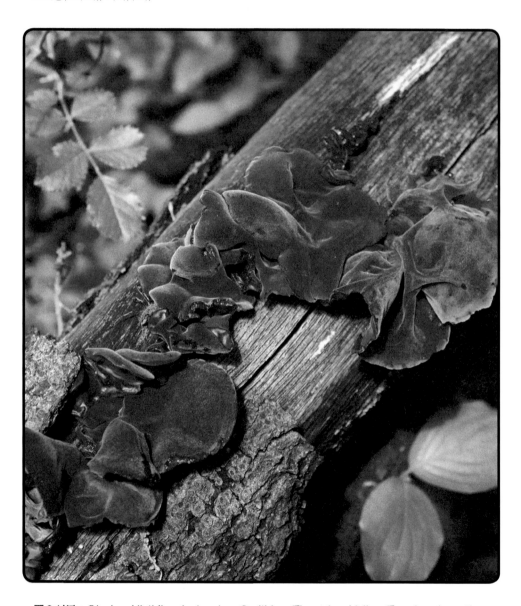

주요성분 : Glycine, Histidine, Isoleucine, Ornithine, Threonine, Valine, Tyrosine, Aspartic acid, Serine, Phenylalanine, Alanine, Glutamic acid, Leucine

한의학적 효능

- (면역증진) 온몸 장기의 기능을 원활하게 만든다.
- (장건강) 위와 장(腸胃)에 맺힌 안 좋은 기운을 발산시켜 없앤다.
- (항염증, 지혈) 세균성 장염으로 인한 하혈을 멈추게 만든다.
- (항비만) 기를 보강하고 몸을 가볍게 한다.
- (심장 건강) 심장 통증을 완화시킨다. 동의보감 [일용]
- (소화기계 건강) 속을 따뜻하게 만든다. 동의보감 [일용]
- (살충) 기생충을 없앤다. 동의보감 [일용]

한의학적 성질

- 성질이 약간 따뜻하며, 맛은 짜고 달며 독이 약간 있다. 동의보감 [본초] 동의보감 [일용]

가공 방법

- 연한 것을 따서 절여 사용한다. 동의보감 [일용]
- 생강을 썰어 넣고 지은 밥알로 까맣게 되는지 독성을 확인한 후 사용한다.

유래·특징

- 땅에 돋은 것을 균(菌)이라 하고, 나무에 돋은 것을 연(檽) 또는 심(蕈) 이라고 한다. 산속 후미진 곳에서 나는 것은 독이 많아 사람을 죽게 만든다.
- 나무에 돋은 것이나 땅에 돋은 것이나 모두 습과 열이 서로 상호 작용에 의해 생긴 것이니 많이 먹으면 습열이 생긴다. 동의보감 [일용]
- 느릅나무·버드나무·뽕나무·회화나무·닥나무에 난 버섯을 오목용(五木茸) 이라고 한다.

*문헌은 기본적으로 동의보감 (본초)에서 인용하였고, 이외의 문헌만 별도로 표시

상황버섯 상이(桑耳)

Sanghuangporus sanghuang

상황(桑黃)

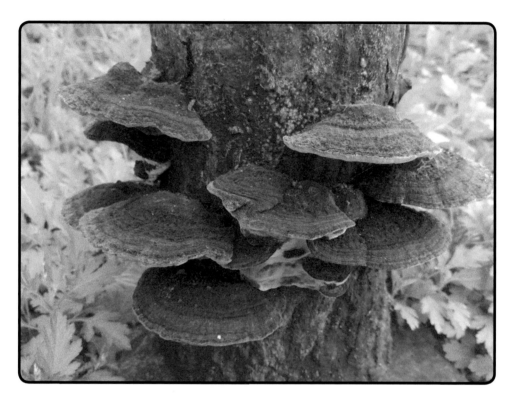

주요성분 : Ergost-7-en-3-β-ol, Trimethylhispidin, Ergosta-7,22-dien-3-β-ol

🍃 **한의학적 효능**
- (지혈) 치질로 피를 쏟는 것을 멈추게 한다.
- (통증개선) 여성의 명치(胃)가 아픈 것을 완화시켜준다.
- (여성 건강) 월경의 비정상적 과다 출혈(崩漏)과 붉고 흰 냉 분비물에 주로 쓴다.
- (항암) 기와 혈의 오랜 적체로 생긴 덩어리(정가, 癥瘕)를 치료한다.

🍃 **한의학적 성질**
- 성질이 따뜻하고, 맛은 달며, 독이 약간 있다.

🍃 **섭취 방법**
- (지혈) 치질, 하혈, 항문 염증이 있을 때는 상황버섯 2냥(120g)과 멥쌀 3홉(240g)으로 죽을 쑤어 빈속에 먹는다. 동의보감 [입문]
- (여성 건강) 월경이 고르지 않거나 비정상적 과다 출혈(崩中) · 냉 분비물(帶下), 폐경(閉經)이 있을때는 술에 달이거나, 불에 태워 가루 내어 2돈(6g)씩 술에 타서 먹는다.
- (항암) 기와 혈의 적체로 인한 덩어리(癥瘕)가 있을 때엔 태워서 가루 내어 술에 타 먹는다.

* 문헌은 기본적으로 동의보감 (본초)에서 인용하였고, 이외의 문헌만 별도로 표시

괴이버섯 괴이(槐耳)

Auricularia auricula Underw.

괴상목이(槐上木耳)

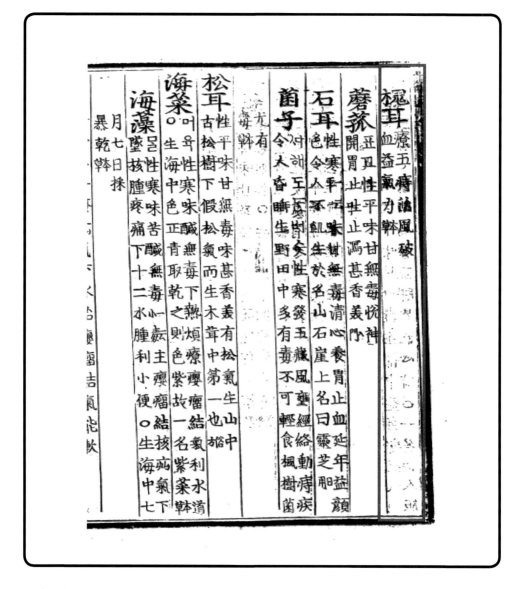

주요성분 : Vitamin B1, Vitamin B2, Glucose, Ergosterol, Nicotinic acid, Xylose, O-mannose, Glucuronic acid

🍃 **한의학적 효능**	•(살충) 회충으로 인한 위의 통증을 완화시킨다.
	•(장 건강) 치질과 장의 독소를 치료한다.
🍃 **한의학적 성질**	•성질이 차고, 맛은 쓰고 시고 짜며, 독이 없다.
🍃 **가공 방법**	•가루 내어 사용한다.
🍃 **섭취 방법**	•(살충) 회충으로 인한 위의 통증이 있을 때는 버섯을 태워서 가루 내어 물에 타서 먹는다. 그래도 통증이 멎지 않을 때는 뜨거운 물 1되(1.8L)를 마시면 기생충이 바로 내려간다.
	•(장 건강) 치질과 장의 독소를 치료할 때는 버섯을 가루 내어 미음으로 1돈(3g)씩 하루에 3번 먹는다.

＊문헌은 기본적으로 동의보감 (본초)에서 인용된 것임

365

표고버섯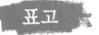

Lentinula edodes (Berk.) Pegler

마고(蘑菰)

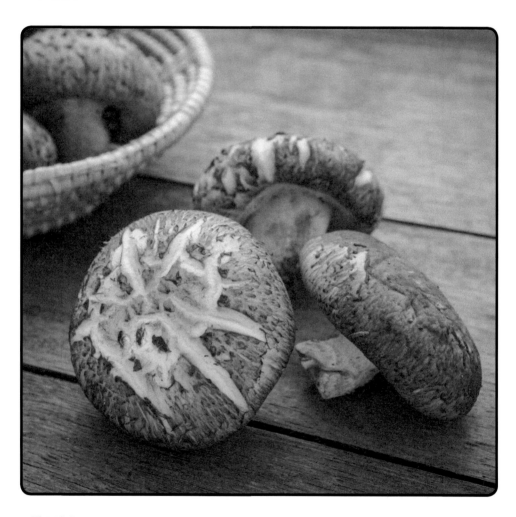

주요성분 : Isoleucine, Lysine, Methionine, Proline, Ornithine, Threonine, Valine, Tyrosine, Aspartic acid, Serine, Arginine

🌿 **한의학적 효능**
- (스트레스 개선) 기분을 즐겁게 만든다. 동의보감 [입문]
- (소화기계 건강) 식욕을 돋운다. 동의보감 [입문]
- (장 건강) 토하고 설사하는 것을 멈추게 한다. 동의보감 [입문]

🌿 **한의학적 성질**
- 성질이 차갑거나 뜨겁지 않고 평이(平)하며, 맛은 달고, 독이 없다. 동의보감 [입문]

🌿 **유래·특징**
- 매우 향기롭다. 동의보감 [입문]

* 문헌은 기본적으로 동의보감 (본초)에서 인용하였고, 이외의 문헌만 별도로 표시

석이버섯 석이(石耳)

Umbilicaria esculenta (Miyoshi) Minks

영지(靈芝)

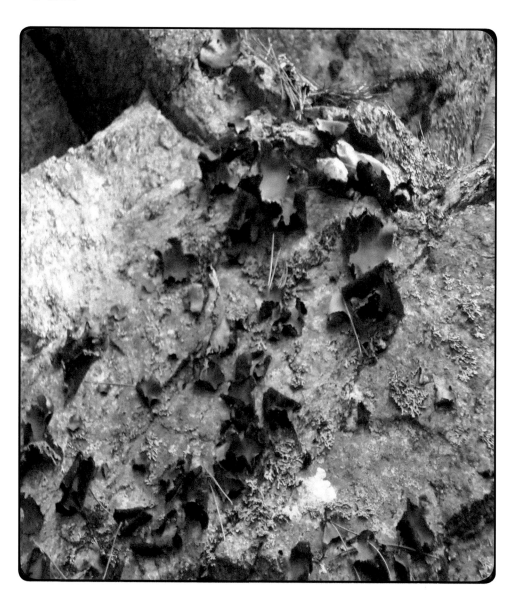

주요성분 : Lecanoric acid, Lecanolic acid, Gyrophoric acid, Hiascic acid, Orsellinic acid, Methyl ester

한의학적 효능
- (심장 건강) 심장(心)의 열을 없애준다. 동의보감 [일용]
- (소화기계 건강) 위장(胃)의 기를 북돋아 준다. 동의보감 [일용]
- (지혈) 출혈을 멈추게 한다. 동의보감 [일용]
- (항노화) 오래 살게 하며, 배고프지 않게 한다. 동의보감 [일용]
- (피부 건강) 안색을 좋게 만든다. 동의보감 [일용]

한의학적 성질
- 성질이 차고, 맛은 달며, 독이 없다. 동의보감 [일용]

유래·특징
- 명산의 바위 위에서 나는 것을 영지(靈芝)라고 한다. 동의보감 [일용]

송이버섯 송이(松耳)

Tricholoma matsutake (S.Ito & S. Imai) Singer

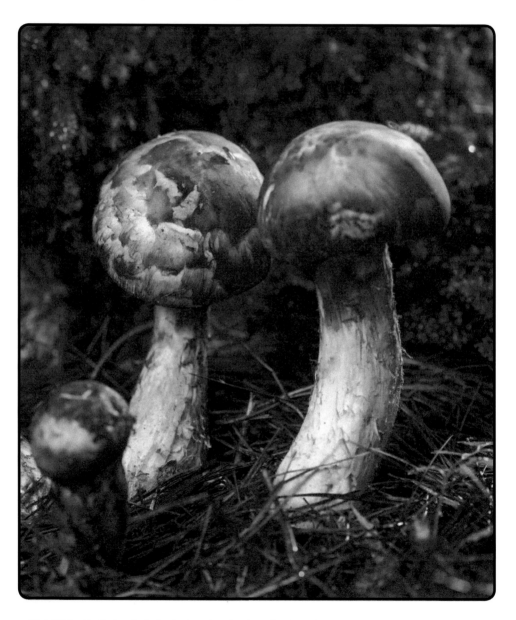

주요성분 : Methyl palmitate, Isoleucine, Lysine, Proline, Ornithine, Formic acid ethyl ester, Octan-3-one.

한의학적 성질
- 성질이 차갑거나 뜨겁지 않고 평이하며, 맛은 달며, 독이 없다.
  동의보감 [속방]

유래·특징
- 산 속의 오래된 소나무(老松) 밑에서 소나무의 기운을 받아 돋은 것인데, 나무에서 돋은 버섯 가운데 제일 좋다. 동의보감 [속방]
- 맛이 매우 향기롭고 좋으며, 소나무 향이 난다. 동의보감 [속방]

＊문헌은 기본적으로 동의보감 (본초)에서 인용하였고, 이외의 문헌만 별도로 표시

371

말불버섯 물불버섯

Lycoperdon perlatum Pers.

마발(馬勃), 마비(馬疕)

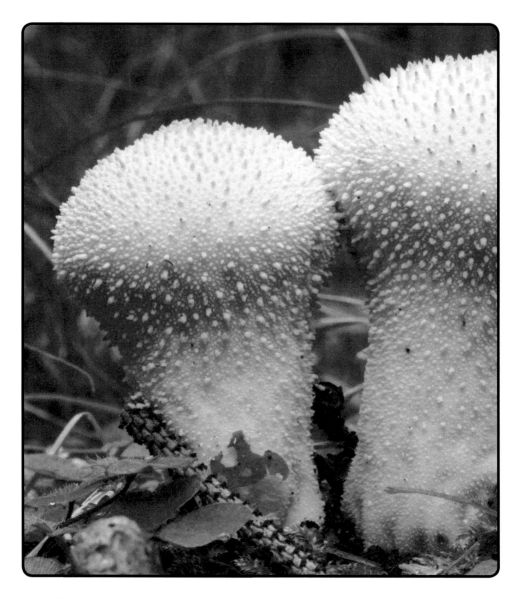

주요성분 : ergosterol, gemmatein, lyrosine

한의학적 효능
- (항염증) 종기(瘡瘍)로 인한 농혈(膿血)이 부패하여 오래되어도 낫지 않는 병(惡瘡)에 주로 쓴다.
- (호흡기 건강) 목구멍이 막히고 아픈 것을 치료한다. [동의보감 [본초]]

한의학적 성질
- 성질이 차갑거나 뜨겁지 않으며 평이하고 맛은 매우며 독이 없다.
  [동의보감 [본초]]

섭취 방법
- (호흡기 건강) 목구멍이 막히고 아플 때에는 꿀과 섞어서 조금씩 물에 타서 먹는다. [동의보감 [본초]]
- (호흡기 건강) 백반과 같은 양으로 가루내고 거위 깃털로 만든 관으로 목구멍 속에 불어넣어 주면 가래를 뱉어내니 묘한 효과가 있다.
  [동의보감 [강목]]

궁합이 맞는 재료
- 백반(白礬) [동의보감 [강목]]

유래·특징
- 습한 곳이나 썩은 나무에 자라는데 자주색 솜처럼 푸석푸석하다. 큰 것은 말박만 하고 작은 것은 됫박만 하다. 손가락으로 튕겨보면 자줏빛 먼지가 난다. [동의보감 [본초]]

* 문헌은 기본적으로 동의보감 (본초)에서 인용하였고, 이외의 문헌만 별도로 표시

두릅 순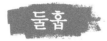

Aralia elata (Miq.) Seem.
목두채(木頭菜)

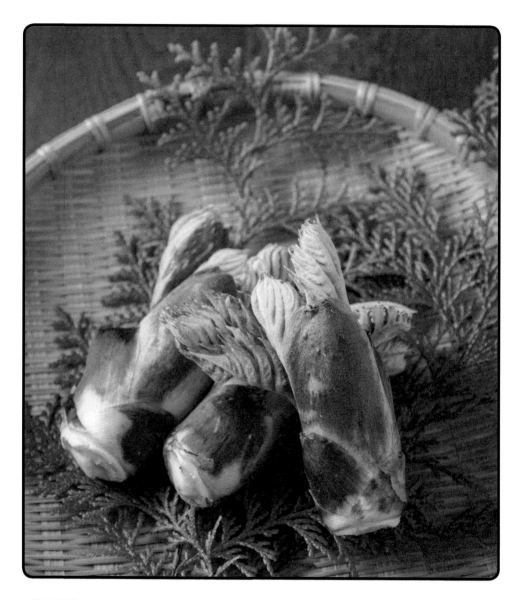

주요성분 : Daucosterin, Oleanolic acid, Araloside A, Araloside D, Araloside G, Silphioside A, Chikusetsusaponin lb, Stipuleanosides, Acanthoside D, Tetracosanoic acid, α-kojibiose

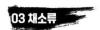

한의학적 성질
- 성질이 차갑거나 뜨겁지 않고 평이하며, 독이 없다. 동의보감 [속방]

가공 방법
- 삶거나 절여 사용한다. 동의보감 [속방]

섭취 방법
- 삶아서 나물을 무치거나 절여서 먹으면 좋다. 동의보감 [속방]

유래·특징
- 초봄에 딴다. 동의보감 [속방]

김

해채(海菜)

Pophyra tenera

자채(紫菜)

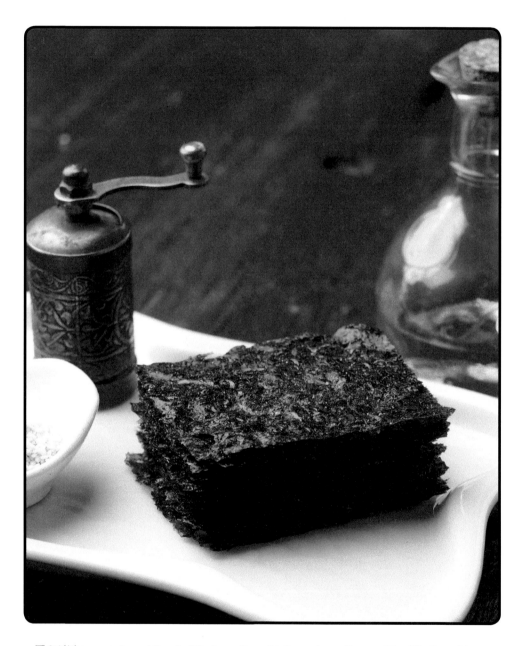

주요성분 : α-carotene, Vitamin B2, Aspartic acid, β-carotene, Zeaxanthin, Cholic acid,
Nicotinic acid, Vitamin C, Alanine, Glutamic acid, Vitamin B1, Biotin

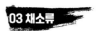

한의학적 성질
- 성질이 차고 맛은 짜다.

가공 방법
- 해산물은 씻어서 짠맛을 제거한 후에 약으로 사용해야 한다.

유래·특징
- 바다에서 나고 새파랗다. 따서 말리면 자주색이 되기 때문에 자채(紫菜)라고도 한다.

* 문헌은 기본적으로 동의보감 (본초)에서 인용된 것임

톳

Sargassum fusiforme

해조(海藻)

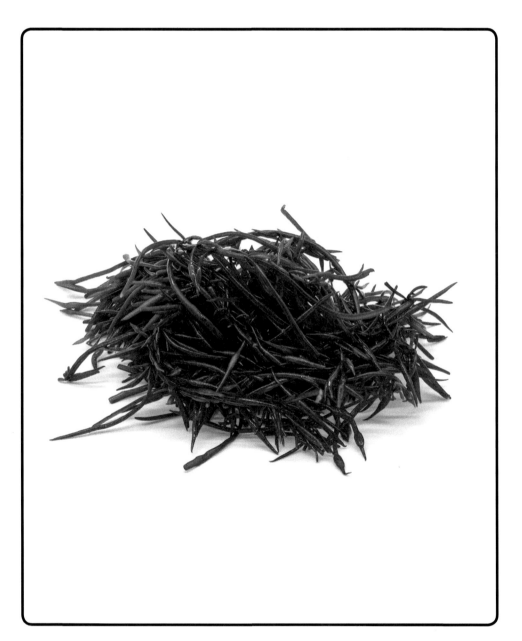

주요성분 : 5-hydroxy-3, 6, 7, 8, 3', 4'-hexamethoxyflavone, 3', 4'-didemethylnobiletin, 5,7-didemethylnobiletin

한의학적 효능
- (스트레스 개선) 물혹(영류, 癭瘤)·결핵균(結核菌)이 맺히어 생기는 실체 없는 목의 이물감(결핵, 結核)에 주로 쓴다.
- (남성 생식기 건강) 아랫배와 고환이 붓고 아픈 병(산기, 疝氣)과 성기가 처진 것에 주로 쓴다.
- (이뇨개선) 소변을 자주 보게 하여 붓기를 없앤다.

한의학적 성질
- 성질이 차고, 맛은 쓰고 짜며, 독이 없다.

가공 방법
- 7월 7일에 뜯어서 볕에 말린다.
- 해산물은 씻어서 짠맛을 제거한 후에 약으로 써야 한다.

섭취 방법
- (남성 생식기 건강) 아랫배와 고환이 붓고 아플 때는 자주 먹으면 산기(疝氣)를 없애 주는데 약에 넣어 먹어도 좋다. 미역이나 다시마도 같은 효과가 있다.

유래·특징
- 바다에서 난다.

＊문헌은 기본적으로 동의보감 (본초)에서 인용된 것임

미역 머육

Undaria pinnatifida

해대(海帶)

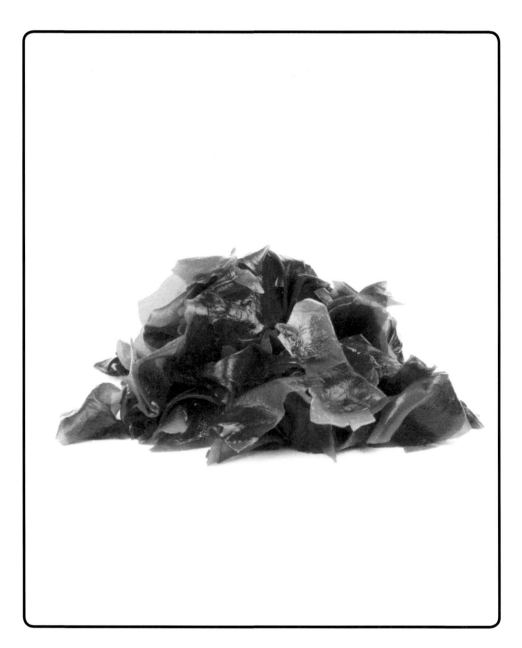

주요성분 : Algin, D-Galacturonic acid, Laminine, Taurine, Alginic acid, Mannitol,Cellulose

🌿 **한의학적 효능**	• (남성 생식기 건강) 아랫배와 고환이 붓고 아픈 병(산기, 疝氣)을 치료한다.
	• (이뇨개선) 소변을 자주 보게 하여 몸의 물을 뺀다.
	• (항암) 물혹(癭瘤)과 기가 뭉친 것을 치료하며, 굳은 것을 연하게 할 수 있다.
🌿 **한의학적 성질**	• 성질이 차고 맛은 짜다.
🌿 **가공 방법**	• 해산물은 씻어서 짠맛을 제거한 후에 약으로 써야 한다.
🌿 **유래·특징**	• 동해에서 난다. 톳과 비슷한데, 거칠고 길다.

* 문헌은 기본적으로 동의보감 (본초)에서 인용된 것임

다시마 다스마 *Saccharina japonica*
곤포(昆布)

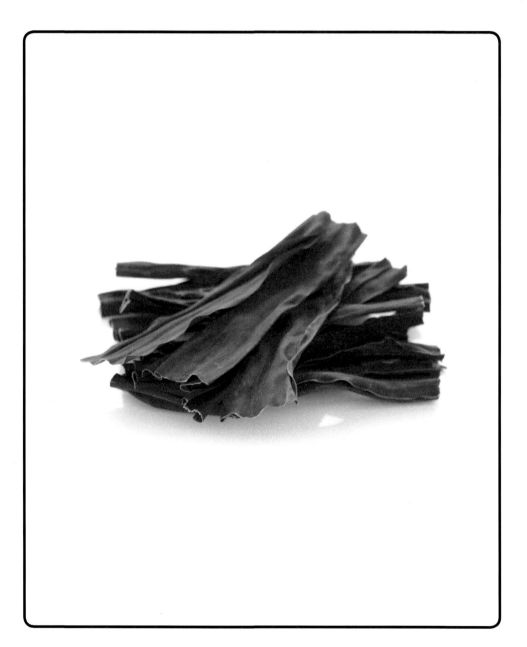

주요성분 : Eckol, Dieckol, Fucoidan, Phlorofucofuroeckol A, 2-phloroeckol, 2,2-bieckol

한의학적 효능
- (신장 건강) 신장이 약해 몸이 붓거나 얼굴이 부은 것을 가라앉힌다.
- (이뇨개선) 소변을 잘 나오게 한다.
- (항비만) 사람을 마르게 한다.
- (항염증) 구멍이 뚫어져서 고름이 흐르고 냄새가 나면서 오랫동안 낫지 않는 피부질환(누창, 瘻瘡)을 치료한다.
- (항암) 물혹(癭瘤), 기가 뭉친 것을 풀어준다.

한의학적 성질
- 성질이 차고, 맛은 짜며, 독이 없다.

가공 방법
- 해산물은 씻어서 짠맛을 제거한 후에 약으로 써야 한다.

섭취 방법
- (신장 건강) 빈뇨(膀胱急)와 신장의 기를 조절 할 때는 4냥(120g)을 썰어 파 흰밑(총백) 3줄기를 넣고 푹 삶은 후 생강 · 천초(초피) · 소금 분말을 넣고 섞어서 먹는다.
- (항비만) 기를 내려 장을 소통시켜 변비를 없애려면 국을 끓이거나 무쳐서 자주 먹는 것이 좋다. 또한 오래 먹으면 살이 빠진다.

궁합이 맞는 재료
- 생강(生薑), 총백(蔥白)

유래·특징
- 동해에서 난다.

* 문헌은 기본적으로 동의보감 (본초)에서 인용된 것임

파래 감태(甘苔)

Ecklonia cava
청태(靑苔)

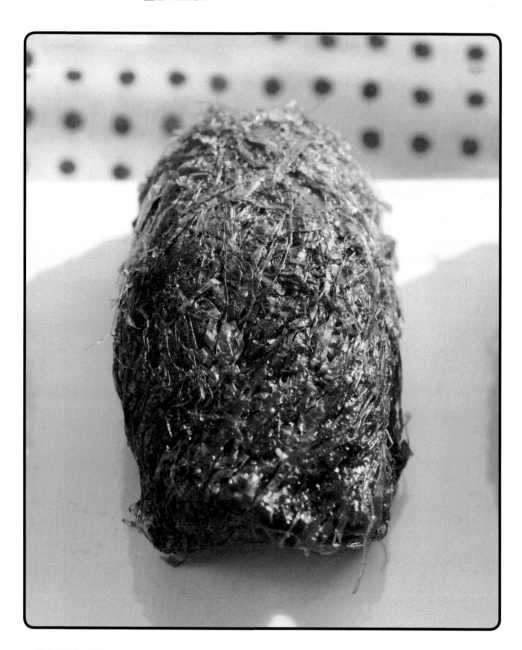

주요성분 : Phlorotannin, Dieckol

🍃 **한의학적 효능**	•(장 건강) 치질에 주로 쓴다.
	•(살충) 회충 등 기생충을 죽인다.
	•(항염증) 세균성 장염으로 인한 구토와 설사를 치료한다.
	•(스트레스 개선) 가슴이 답답한 것을 없앤다.
🍃 **한의학적 성질**	•성질이 차고 맛은 짜다.
🍃 **가공 방법**	•해산물은 씻어서 짠맛을 제거한 후에 약으로 써야 한다.
	•얇게 펴서 말린 포(脯)를 만들어 먹는다.
🍃 **유래·특징**	•청태(靑苔)라고도 한다. 바다에서 난다.

＊문헌은 기본적으로 동의보감 (본초)에서 인용된 것임

청각 녹각채(鹿角菜)

Codium fragile Hariot

청각채(靑角菜)

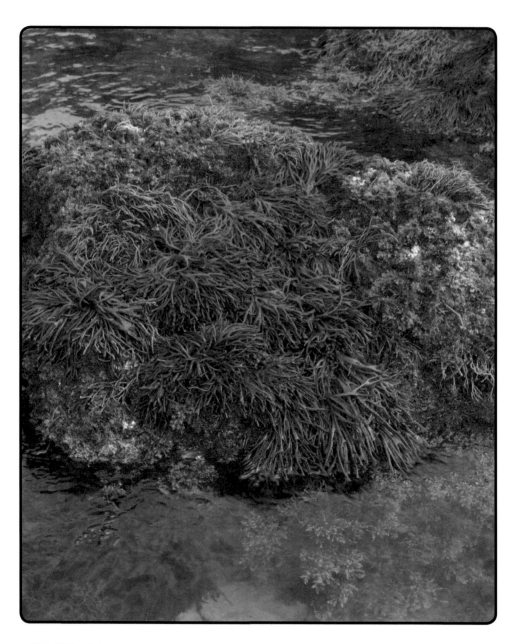

주요성분 : Galactose-6-sulfate, 3,6-anhydrogalactose, Galactose, Xylose, Glucuronic acid

🌿 **한의학적 효능**	• (해열) 열기를 내려주는데 특히 소아의 뼈가 타는 듯한 열(骨蒸)을 치료한다. • (해독) 밀가루 독을 풀어준다.
🌿 **한의학적 성질**	• 성질이 아주 차고 독이 없다.
🌿 **가공 방법**	• 해산물은 씻어서 짠맛을 제거한 후에 약으로 써야 한다.
🌿 **섭취 방법**	• (주의사항) 오래 먹으면 안 된다.
🌿 **유래·특징**	• 동해에서 난다. • 지금의 청각채(靑角菜)를 말한다. 동의보감 [속방]

* 문헌은 기본적으로 동의보감 (본초)에서 인용하였고, 이외의 문헌만 별도로 표시

물쑥 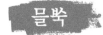 *Artemisia selengensis Turcz. ex Besser*
누호(蔞蒿)

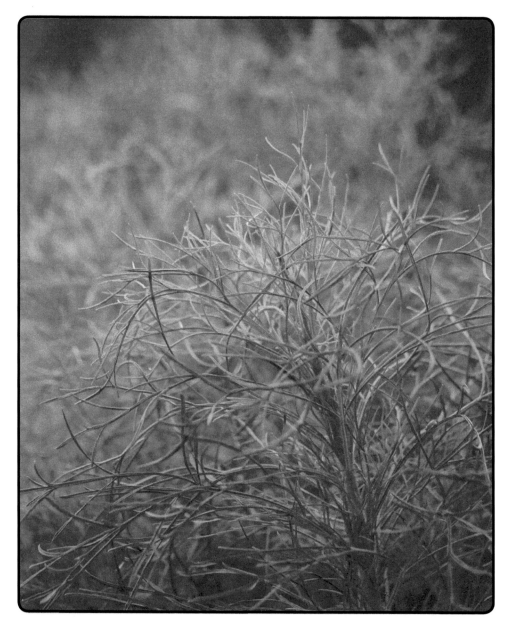

주요성분 : Yomogi alcohol A, (-)-α-cadinol, α-cadinol

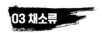

🍃 **한의학적 성질**	• 맛이 달고 맵다.

🍃 **가공 방법**	• 국이나 나물로 무쳐 사용한다.

🍃 **섭취 방법**	• 먹어 보면 향기롭고 맛있으며, 연하다.

🍃 **유래·특징**	• 연못에서 자란다. 쑥 비슷하면서 푸르고 하얀색이다. 동의보감 [식물]

* 문헌은 기본적으로 동의보감 (본초)에서 인용하였고, 이외의 문헌만 별도로 표시

쉽게 풀어쓴 동의보감 상권

1판 1쇄 인쇄 2022년 11월 05일
1판 1쇄 발행 2022년 11월 10일
저   자 국립농업과학원
발 행 인 이범만
발 행 처 **21세기사** (제406-2004-00015호)
경기도 파주시 산남로 72-16 (10882)
Tel. 031-942-7861   Fax. 031-942-7864
E-mail : 21cbook@naver.com
Home-page : www.21cbook.co.kr
ISBN 979-11-6833-063-4

정가 35,000원